阿斯汤伽瑜伽

ASHTANGA YOGA

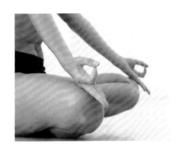

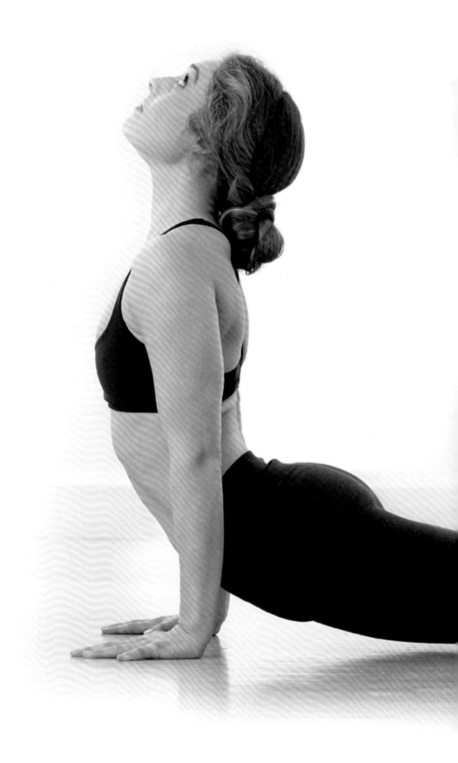

阿斯汤伽瑜伽

循序渐进练习
动态瑜伽的指导要领

【英】约翰·斯考特（John Scott）　著

饶秋玉　译

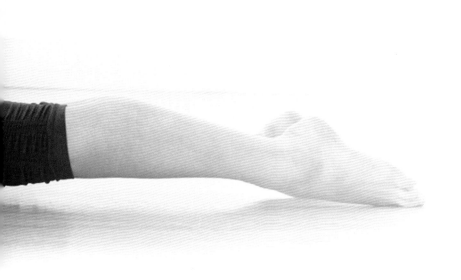

辽宁人民出版社

版权合同登记号 06-2018 年第 240 号

图书在版编目（CIP）数据

阿斯汤伽瑜伽/（英）约翰·斯考特（Scott, J.）著；饶秋玉译. —— 沈阳：辽宁人民出版社，2018.7（2022.6重印）
书名原文：Ashtanga Yoga
ISBN 978-7-205-09329-7

Ⅰ. ①阿… Ⅱ. ①约… ②饶… Ⅲ. ①瑜伽—基本知识 Ⅳ. ①R161.1

中国版本图书馆 CIP 数据核字（2018）第 158317 号

出版发行：辽宁人民出版社
地址：沈阳市和平区十一纬路 25 号　邮编：110003
电话：024-23284321（邮　购）　024-23284324（发行部）
传真：024-23284191（发行部）　024-23284304（办公室）
http://www.lnpph.com.cn
印　　刷：北京华联印刷有限公司
幅面尺寸：185mm×260mm
印　　张：9.5
字　　数：100千字
出版时间：2018 年 7 月第 1 版
印刷时间：2022 年 6 月第 4 次印刷
责任编辑：阎伟萍
装帧设计：留白文化
责任校对：郑　佳
书　　号：ISBN 978-7-205-09329-7
定　　价：80.00元

目　录

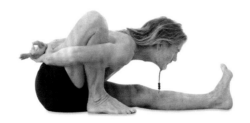

献 辞

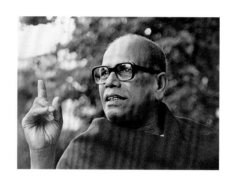

　　我谨将此书献给我爱戴而又尊敬的导师希瑞·
帕塔比·乔伊斯大师（Shri K Pattabhi Jois），他以
最伟大的爱和耐心一直为我指引着瑜伽的方向。出于
这无比的尊敬，我才尝试把他教导的一部分内容传递
给那些不能像我一样有此良机，可以直接在他敏锐而
专业的监督之下学习的学生们。在此我向他致以深切
的爱和感激。

卷首祷语

Om
Vande Gurunam charanaravinde
Sandarshita svatmasukavabodhe
Nishreyase jangalikayamane
Samsara halahala mohashantyai

Abahu Purushakaram
Shankhacakrsi dharinam
Sahasra sirasam svetam
Pranamami patanjalim
Om

Om

我虔诚地向我最尊敬的导师俯身祈祷，

他传授我知识，唤起我内心的巨大的喜悦。

他像一名丛林医生，能驱除在某种情况下由于存在毒素而生的幻念。

帕坦伽利（Patanjali），阿迪塞萨（Adisesa）的化身，

他有白色的肌肤，长着一千个向四方延展的头（外形像神蛇），人身；

手举一把歧视之剑，一个象征无穷时间的火轮和一个象征给他神的声音的贝壳。

我俯身致敬。

Om

序

作为一名导师和约翰·斯考特（John Scott）的老师，我非常荣幸在这里写上几句话以表示对此书的支持。约翰创作这本书的内容正如我所教授的传统方法一样。阿斯汤伽是一种很好的瑜伽方法，它牢牢地扎根于渊远的印度文化。我非常高兴这一瑜伽系统的果实已经惠及世界各地的学生。阿斯汤伽瑜伽正帮助世界各地的人们来平衡由我们生活的现代社会所造成的思想、身体和精神上的紧张与压力。

瑜伽曾一度被认为是一种精神练习，仅适合于印度的托钵僧和完全过着禁欲生活的人。如今这一切已经改变，而且，传授我瑜伽的导师提如马力·克里西那马查大师（Shri Tirumali Krishnamacharya）的良好教义已是我的职责，是为了与尽可能多的人分享阿斯汤伽瑜伽，发挥它更大的作用。我很欣慰地看到如此多优秀的学生继往开来地传授教义和阿斯汤伽瑜伽给大众带来的益处。阿斯汤伽瑜伽传统的教授模式就是导师直接传授给学生，约翰在这本书中也多次提到要在一个有资历的老师直接指导下练习的必要性。

这本书循序渐进地介绍是对这一练习方法的一个清晰而又精确的陈述，并可用来提高对阿斯汤伽瑜伽的学习。我常说："一分理论，九十九分实践。"正是日常练习才能带来丰厚的收益和回报。约翰·斯考特是我的优秀学生，他写出这本良好的著作阐明了练习阿斯汤伽瑜伽的正确方法。借此把我的良好祝愿送给约翰、这本书和读此书的学生们。

Om

帕塔比·乔伊斯

中文版序

亲爱的中国读者和阿斯汤伽瑜伽的练习者们，我们非常愉快地得知，敬爱的大师帕坦伽利先生给予我们的教诲正在通过这本书中的介绍传达给你们。在此我们要感谢饶秋玉（Sherri Rao）和 Anders Baadsgaard Pedersen（Andy），是他们的决心、意志和坚持不懈才使得这本书能够和大家见面。阿斯汤伽瑜伽是一种老幼咸宜的练习，它帮助练习者训练自身去关注呼吸、计数呼吸，对呼吸进行测量、监控和调节，之后使行动和呼吸融为一体，最终使身体配合着优雅的呼吸节奏，如同一片叶子在风中起舞。"自由呼吸"，我听到大师这样说，他还介绍说，"这是一种非常好的方法，但是比较有难度"。所以，在使用这本书的时候，请把它作为一本指南，一本循序渐进的指南。并非用它来代替一位老师，而是作为一种对练习者的鼓舞，鼓励你去接触瑜伽的广阔天地，去百分百地体验练习阿斯汤伽瑜伽的收获和喜悦。请记住，只有那些把对阿斯汤伽瑜伽的全部理解融会贯通于他们的日常生活的练习者们才能够真正练习好它，你在瑜伽练习之路上前行，每一天都会迈出新的一步。祝福你们，在自我探索的旅途中一路走好。

和平的灵魂。

约翰·斯考特

附：关于此书我们制作有专门的 DVD。
我们的网址是：www.stillpointyoga.co.nz

译者中文版序

　　我很荣幸约翰·斯考特（John Scott）给我机会翻译这本书。在西方，这是最受欢迎的关于阿斯汤伽瑜伽的书，其中涉及的阿斯汤伽瑜伽的知识和练习技巧让我受益匪浅。我相信你也会有同感。我很感谢我的员工向东海、谭雅萍、Anders Baadsgaard Pedersen（Andy）的校正。关于这个译本肯定还有不够精确的地方，感谢您能提出宝贵意见。

饶秋玉

导 言

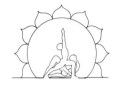

介 绍

阿斯汤伽串联瑜伽是 99% 的练习和 1% 的理论。练习，练习，练习，去做你的练习，一切随之而来。

——Shri K Pattabhi Jois

上师（Guruji）最著名的一句话，在我着手编辑这本著作的新版时，从我脑海中闪过，阿斯汤伽瑜伽，动态瑜伽的定义指导。

如今，在练习了这一形式的瑜伽 30 年之后，当我接受采访时，经常被问到，在这期间我的练习有没有什么改变。简单回答就是我的练习没有改变。通过持续的"练习，练习，练习"以及传承上师的方法，我不再向外寻求答案，而是向内。练习不再是外在的，而是内在的。

18 年前，我刚认识书局的编辑 Jonathan Hilton，希望出一本关于阿斯汤伽瑜伽的书，但我并不认为自己有经验和知识来写这本书。我记得打电话给上师问他可不可以，至今回忆起来我都能听到他的回答响亮而清晰："你？！你要写书？"我回答："是的，上师。别人让我写一本关于阿斯汤伽的书。"他犹豫地回复："嗯……""上师，编辑问了我好多次来写这本书，我也回绝了好多次，因为我没有必需的经验和知识。编辑回复说目前他们只问了我一个人，如果我这次再拒绝，他们会去找别人。所以，上师，我认为我对您、对练习、对新学生都有一种责任，这也是为什么我现在打电话给您，请求您的同意。"等了很久，上师回答："好的，你写书！"

我知道，当时我在上师眼中全然是一个初学者。尽管我也虔诚地在那样的情况下获得了他的许可，但我心里知道，如果我用到上师的方法、中正的坐姿、计数及均匀的呼吸，把专注力往内在深处去看，超越寻常的意识思考，来清晰地看到练习本来的样子；如果我就纯粹地记录我的直接体验本身；如果我纯粹地记录我跟随上师练习时的直接体验，那么写出一本书来激励和帮助其他寻求瑜伽之路及自我认知的人就有可能了。

在本次再版中新编辑的包含"计数方法"展现了我经历的最大的改变。当我瑜伽旅途启程那刻，我被练习身体层面的展现所吸引，即我看起来是什么样的。我希望自己看起来像我第一个老师 Derek Ireland 一样，他启发了我太多。他像猿人泰山那样，有着强壮的身姿，同时他有魅力的性格也吸引了很多人来到练习中。

我最初希望来到更深层面练习的动机就像 Derek 让学生在瑜伽垫上挑战自我一样。更重要的是，因为 Derek 把我介绍给了上师。

上师欢迎我来到他家（shala），接纳的、仁慈的、有爱的。他能看到我所有的情况，比如我既定的想法和练习的模式，尽管如此他还是接受我了，因为他了解我当时由于对自我和外在认知正承受着痛苦的情形。他知道他有解决方法，一种练习可以让我帮到自己。他对于这个世上的苦难的同情是他教阿斯汤伽瑜伽的动机和理由。他知道把体式一个接一个计数与意识、呼吸、移动同步，便会使动作的根基和力量之源，甚至还有呼吸的流动，最终来到意识的控制。上师甚至知道，这样的和谐与和平终将传遍整个世界，如果他的学生分享了这一包含串联及其他的方法。"瑜伽是意识的控制，不单单是锻炼。"上师会直指我的心口这样说。这是上师的第一口令，意识的控制。

所以当我被告知本书的再版即将发行，我深深地笑了，想到了上师，然后马上知道这次再版必须包含上师对于阿斯汤伽练习的秘密。提到上师 60 年的计数口令教学生涯，他每天都在他的教室里教口令课，甚至在全球旅行教课，他的计数可以让 100 名或者更多的学生像是同一个有生命的意识流动起来。作为对于我老师的致敬，致我的上师，我希望传达上师的三个层面的专注，用他的话简单来说就是："体式，自由的呼吸，凝视点。"

30 年前，我并不知道或者说意识到上师一直在计数，在每个部分绘制意识、呼吸及移动的同步。由于语言上、听力上或空间上的问题，我当时并不真的听明白上师在说什么。我错误地认为"四呼气，五吸气，六呼气"的意思就是直接地往后跳，上犬，下犬。现在回想起来，我明白上师是细致优雅地传达给他的学生一个自我练习的祷语，将意识、呼吸和移动同步。

"练习，练习，练习……"如今对我而言，就是重复，重复，重复，那个计数的祷语。我发现，当持续地重复，这一祷语会帮助清除那些平常思考着的不必要的疑惑情形的意识，比如害怕、失败、野心，等等，所有这些受限的记忆、情绪、关联、局限，以及对于自我和我们所创造的这个世界的投射。对于三个层面的专注是一起作用于意识、呼吸和身体的，通过动态的串联的移动产生的热量来清洁外在的身体，通过计时计量的串联时的胜利呼吸法来清洁精细能量层面的身体，再通过持续的串联计数来清洁更精微意识层面的身体，让意识超越限制、专注、清晰且明亮。

如果你是从本书学习计数祷语，并且持续地对每一个串联计数，你将会来到一个超越你自身限制的地方，从而发现你自己是多么的与众不同，将气转化（内在的生命的能量），清空限制和幻象，随着宇宙自然流动的形式不费力气地内外流动。

如果你是一名瑜伽初学者，踏入标着"洁净意识的健康健身"这扇门，那么准备好，因为你将会发现阿斯汤伽瑜伽远不只是一个锻炼。它的意义深远得多；它是一个带领你向内探索到自我转变的通道。

关于本书

阿斯汤伽瑜伽学生需要多年的练习来提高对于这一体系真正精髓的理解。类似本书的一本入门书籍也可能完全展现深层练习必须达到身心的统一。究竟什么是可以被传达的，然而，正如此书所展现的是这一方法的关键原则和技巧。要获得任何长久的收益，都需要结合尽力、准则、动力和毅力。阿斯汤伽瑜伽是一个每日的练习，最终变成一种生活方式，我希望本文可以对你是一种激励，鼓励你来数你第一个"胜利呼吸"。

如果你完全是一个初学者，我不太建议只用一本书作为指引来开始阿斯汤伽瑜伽。你可以从书后的联系名单中找一位授权老师。在找一位老师之前，其实你也可以开始练习拜日式A和B（见30—33页）。花些时间读完所有的指示和注意事项，连续每日重复地练习是传统的学习方法。不要急。特别留意在每个提示中的呼吸计数／进入和退出体位的动作。

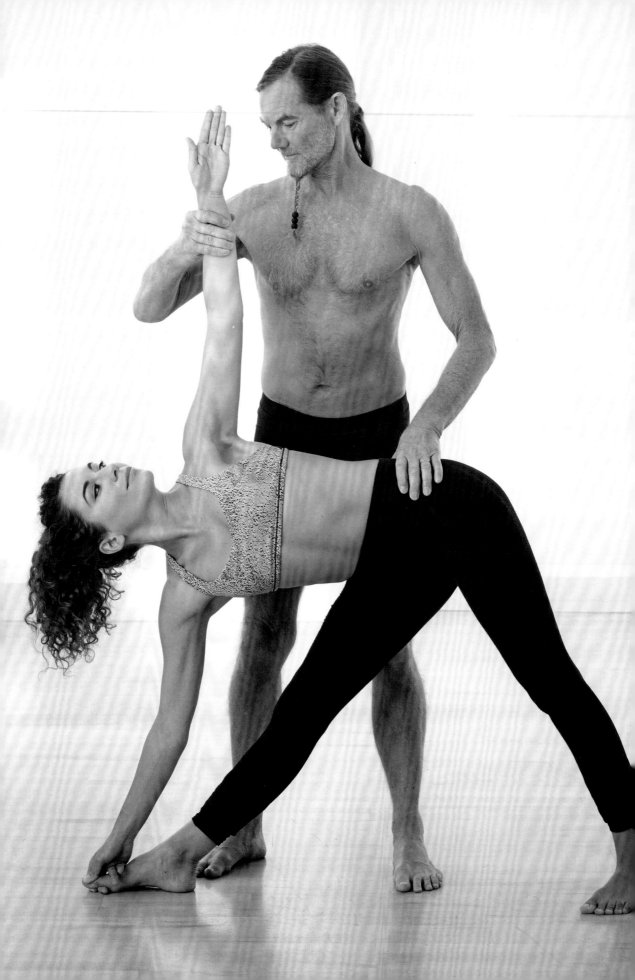

1

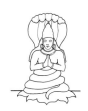

阿斯汤伽瑜伽的方法

  阿斯汤伽瑜伽是一种已经发展演化了几千年的科学的练习方法，用来解决道德、身体、情感和精神发展中的问题。Ashtanga 这个术语意思是"八个分支"，这个概念是于大约公元 200 年由印度的圣哲帕坦伽利（Patanjali）归类的。在瑜伽修行者中，他是第一个将瑜伽修炼方式系统化的人。他的八分支系统当时就提供了一整套有序的步骤，通过这些步骤，修行者可以逐步进入一种瑜伽修行的状态。在这种环境下，瑜伽意味着思想、身体和灵魂的结合，这种结合将引领自我的认知。为了能够使这种结合成为现实，首先，控制自己的思维，并将外界各种杂念和喧嚣排除，因为这些东西阻碍了精神的净化。在阿斯汤伽的八分支瑜伽中，第三分支是体位（Asana），这是古典瑜伽姿势的练习，并且它是通过"呼吸之线"把精神和身体联系起来的方法。在这一系统中，被计数的呼吸成为集中注意力的关键。

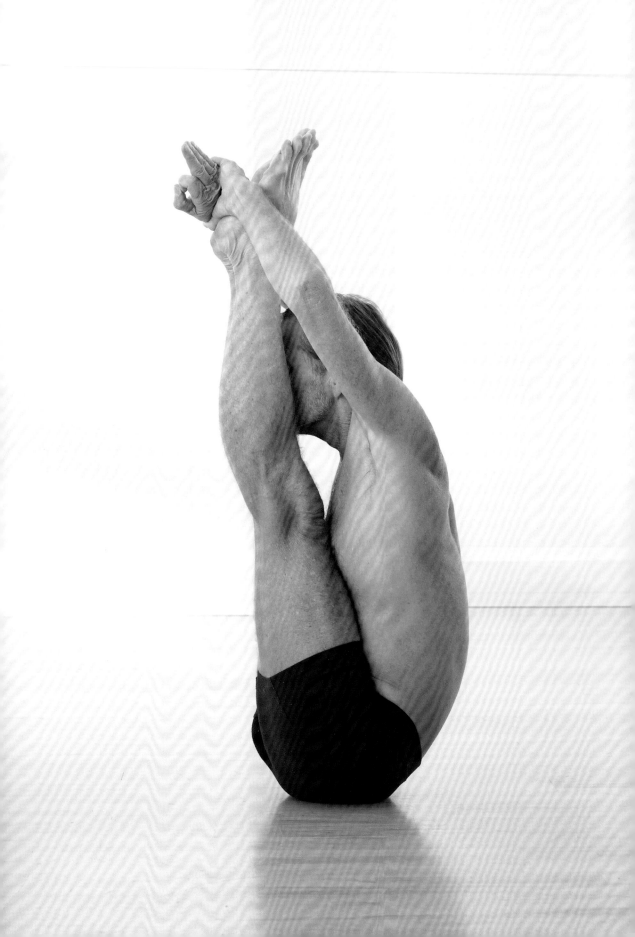

阿斯汤伽之八支

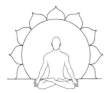

在古梵语（Sanskrit）语言中，词语 ashtanga，ashto 意为"翼、分支"或"阶段"。著名的印度圣哲帕坦伽利两千多年前就写到，瑜伽之树长出八个分支，每一分支代表通往自我实现之路上的每一个阶段或步骤。在古老传统中，瑜伽的每一分支都精确地包含修行者所要经历的每一阶段。从最基础的说起，这八个阶段依次是：道德准则（Yama）；自我净化与学习（Niyama）；体位（Asana）；呼吸控制（Pranayama）；意识控制（Pratyahara）；心灵集中（Dharana）；冥想（Dhyana）；最后是自我认知，或者极乐的状态（Samadhi）。在帕坦伽利的著作中，他指导我们必须遵守这八个阶段并依次练习，以便于净化和融合思想、身体和灵魂，这样瑜伽的果实会年年收获，并且越来越完美和成熟。

因为前两个分支道德准则和自我净化与学习的概念，对于任何一个没有受过东方传统文化与哲学熏陶的人来说，在开始学习时都很难领会，帕塔比·乔伊斯首先向西方学生介绍第三分支体位（Asana），因为正是通过高度自律和体位的练习，学生才开始了解和理解呼吸控制的重要性。通过对乌佳依喉呼吸（Ujjayi）（见 25 页）的运用，学生开始体验思想的净化。在这个前提下，学生才有能力开始思考发展瑜伽的第一、二分支。

道德准则（Yama）

Yama 源自词根 yam，意为"抑制"。道德准则可以分为五个道德密码：非暴力（Ahimsa）；诚实（Satya）；无偷盗行为（Asteya）；节欲——保存精气（Brahmacharya）；不占有（Aparigraha）。

道德准则（Yama）陈述了个人应该怎样与其他人、所有的生物以及环境相处，从而创造一个平静、和谐的世界。在体位的练习中，学生明白了他们必须首先能够在自己遵守所有的道德准则后，才能以同样的方式与外界相处。通过体位的练习，学生必须尊重他们自己身体的能力与极限。在任何时刻他们都不应当强行练习动作和过度伸展身体，否则会给他们自己带来伤害。

非暴力（Ahimsa）是关于非暴力行为这一方面的。在开始练习体位要面对完成某一困难的姿势时，学生几乎都会一定程度地感到灰心和沮丧。比如说莲花姿势，它是一种经典的冥想姿势，需要足够的耐性和忍受力来学习，这种挫败感会使他们强迫自己摆好这个姿势而没注意要对膝盖做好应有的保护。这将最终导致对身体的伤害。设计这些困难和有潜在危害性的姿势是为了教育学习瑜伽的学生学会如何处理与自己身体的关系，应当充满爱护和尊敬，而不是使用暴力。

诚实（Satya）教给学生在与自己及他人的关系中应当诚实。在体位的练习中，你需要忠于自己和自己的练习，不要带有自负的期待。尊重你的现实练习水平很重要，不要总是努力试图获得更多。练习需要奉献、自律和热情，但同时也需要在合理的限度之内。

无偷盗行为（Asteya）告诉学生不要欺骗、偷盗和忌妒他人。瑜伽体位是一种非竞技性练习，学生需要从他人练习中获得启示，而不是做判断和消极的比较。

节欲——保存精气（Brahmacharya）就是自律，用以防止修行者在一个月中不恰当的时间里将精力过多地使用在两性感情上，它认为一个月当中有确切的时间适合男女来欣赏彼此的身体。尽管多数人特别是西方人不愿在他们的性行为上强加限制，那样显得非常专制，但是练习者还是相信消耗性液会消耗能量并削弱体力，还会减少思维的专注。

不占有（Aparigraha）。比如关于体位，和你渴望能比现在做得更好而迫使自己做过于努力的练习相比，做维持身体健康所必要的适当练习会更好些。这部分道德准则告诉你如何放弃"过分热衷于进步"和怎样让进步自发产生。如果你因任何理由对练习的需求增多，那么就让你的练习结果反映你那些改变，而不要在改变之前去坚持自己想获得的东西。有时候少就是更好。

自我净化与学习（Niyama）

Ni 可以被译成"向下或向里"，而 yam 意为"抑制"。自我净化与学习可以分成五个准则：纯净（Shaucha）、知足（Santosha）、自律（Tapas）、学习（Swadhyaya）和信仰（Ishwarapranidhana），所有这些都是指自我净化，并且可以放在一起处理。如果控制精神净化，那么控制知足和生理清洁——身体的净化——身体内、外部都会得到净化。精神的净化可以通过对吠陀梵语颂唱和对神的敬奉得以实现。

学习瑜伽的学生逐步地注重道德准则和自我净化与学习的概念，这当然得花上好几年的时间。上师建议，通过第三分支体位的练习，瑜伽学生将开始调节他们的呼吸，通过这种方法，找寻思想上的净化。这种净化让学生变得友善、诚实、尊重自己及他人。如果没有遵守这些准则，学生将不能实现精神与身体的融合，体位就只是身体上的练习形式，学生也将错过收获瑜伽之树果实的机会。

体位（Asana）

从单词 aas 意为"坐"或"是"可以看出，体位是包含一种特别的姿势或坐的方式的意思。"坐下"是体位最表层的意思。阿斯汤伽瑜伽把体位分成三组：初级序列（Yoga Chrikitsa 见 42—141 页），正确排列和净化身体；中级序列（Nadi Shodhana），净化神经系统；高级序列 A、B、C 和 D（Sthira Bhaga），把力量优雅地结合在运动中。每一序列都被严格编排固定顺序，并且学生要充分地学好前一级后才能进入下一个序列。

因此，初级序列是体位练习的入门，而且正是在这个序列当中介绍了呼吸和运动同步的原理和技巧，才为瑜伽的其他七个分支提供了基础和根源。体位被仔细地组织在一个详细而精确的序列之中，能够锻炼身体的每一块肌肉，伸展或调整它们，同时还有神经、器官、腺体和能量通道。但体位不只是运动，它还是与呼吸同步的姿势和其间的过渡动作。修行者正是通过串联体位（vinyasa）的结合（tristana）、收束法（bandhas）和凝视点（dristis）的练习，才能激发出深藏身体的内部机能，打通和清理经络（nadis）——身体中精细的能量通道，并让它们自己接近并产生被称为气（prana）的内在生命力。只有当获得这种生命之气的能量时，修炼才能超越身体。

通过练习规定程序的体位姿势，学生才能获得必要的毅力、力量和柔韧性，并思想稳定地坐在经典的莲花姿势（Padmasana，见 38—39 页）里。一旦他们能长时间并无丝毫不适地以这种姿势打坐，就可以开始练习第四和第七分支（呼吸控制和冥想），从而达到更高的精神状态。

呼吸控制（Pranayama）

Prana 意为"呼吸""能量""力量"或"生命力"，而 ayama 意为"长度""抑制""扩展"或"舒展"。对于我们大多数人来说，呼吸是一种本能的行为。然而，练习瑜伽的人却赞同呼吸所具备的集中精神的作用，而且呼吸控制已发展为把控制呼吸作为控制思想的一种方法。通过体位的练习，学生已慢慢开始学习动态的呼吸——怎样平衡呼气和吸气，怎样使运动和呼吸同步，而不是呼吸和运动同步。这需要在流动的呼吸上保持集中注意力，这种关注就是呼吸控制（Pranayama）、意识控制（Pratyahara）、冥想（Dharana）的开始。

在瑜伽练习的早期阶段，进入、保持和完成一个体位是非常困难的，尤其是在呼吸和身体舒适的情况下保持呼吸、运动同步性。呼吸控制是一种控制吸气、呼气和屏息的高级方法，你必须要尊重呼吸控制。呼吸控制是一种有效的工具，指导着能量穿越身体的能量通道。为了正确和有效地练习它，必须通过体位的练习来清洗这些能量通道并使身体变得强壮。同样，当把呼吸控制作为一个单独的练习之前训练体位姿势时，呼吸也必须有力而清晰。学生们必须达到体位练习的高级水平，帕塔比·乔伊斯大师才会教导他们呼吸控制的艺术和科学。

意识控制（Pratyahara）

Prati 的意思是"相反""向后"，baara 意为"抓住"——pratyahara 表示"收回"。当你在进行体位和呼吸控制的练习时，你很可能会心不在焉，注意力从内在的身体转向其他事情——比如说一些即将到来的约会或想到当晚该吃什么，或突然记起你必须到干洗店拿裤子了。你或者可以把思想集中在膝盖的疼痛上，这种疼痛便成了注意力的中心。

意识控制是关于稳定性的一个分支，它通过不断地把意识拉回到呼吸的节奏中而起作用。因此，思绪可以平静下来并得以控制，并且随着注意力的集中发展到一个更高的水平，学生能够控制自己的感官。当感官意识得以完全控制，思想就不会在闪过的念头上游弋和关注这些念头了——它只是让这些想法一闪而过。意识控制是关于控制意识的，它不是把想法拒之门外，而是让你学会当这些想法闪过你的脑海时不要去过分留恋它们。在任何时候你都要对身体有非常清醒的知觉，举一个例子，如果你的膝盖在疼痛，这种意识会通过从容而平缓的呼吸来减轻疼痛。

心灵集中（Dharana）

单词 dhar 解释为"保持"或"维持"。当修行者达到意识控制的一个高水平时，他的思想就不会被游移的思绪、外界的声音以及诸如疼痛之类的感觉所打扰。在这种状态下，思想就有可能达到一种深层次的集中。在体位的练习当中，当达到心灵集中时思想就会在单一的焦点上集中，纯粹集中于吸气、呼气、凝视点（dristi）。

冥想（Dhyana）

Dhyana 源自 dhyai，dhyai 意为"沉思"或者"冥想"。第五和第六分支（意识控制和集中）结合在一起就会带来一种深度冥想的状态，没有杂念的境界。

在体位中，身体的能量随着体位系列的每一个姿势而流动。从这一系列体位的开头至结尾，呼吸之线都是完整的。每一个姿势都非常优雅地组织在体位系列的花环之上，实际上变成了运动的冥想。

三摩定（Samadhi）

Sama 意思是"相同的"，而 adhi 解释为"最高的"。到达冥想就是阿斯汤伽八个分支的顶点。它就是目标，瑜伽之树的果实。要达到这一点，你必须爬上瑜伽之树的最高点，然后你就可以俯视"一切"。正是这果实创造的种子孕育下一代树木的生长，正是这果实可以食用或吸收并甜蜜地品尝树木的其他养分。这果实供我们品尝，或是以备我们品尝。

阿斯汤伽瑜伽的前四个分支是外部的自律，当有规律地练习时，可以创造必要的身体和精神状态，这种状态可以让阿斯汤伽瑜伽的其余四个内在的分支自发地涌现出来。阿斯汤伽瑜伽是一种经过试验的系统。当我们认真地将自己投入到体位（asana）的练习之中，结合乌佳依喉呼吸（ujjayi pranayama）和凝视点（dristi），通过这样一个系统的方式，我们可以开始展开这棵瑜伽之树的八个分支的所有运动。

若想品尝这棵瑜伽之树的果实，在阿斯汤伽瑜伽的练习中遵循这八个分支是至关重要的。帕塔比·乔伊斯大师常说："做你的练习，一切则会随之而来。"这句话并不是指只要你开始练习就会有启迪，他

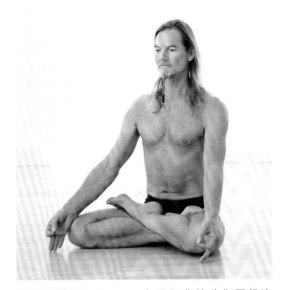

莲花姿势（Padmasana）是经典的瑜伽冥想姿势。脊椎要伸直，眼睛往下看直到鼻尖凝视点（nasagrai），注意力向内——集中于呼吸和收束法（bandhas）。

是说练习阿斯汤伽就像种树，一旦培育了种子就必须每天护理它，通过自律和有规律的练习来施肥、浇水。因为投入的练习，洞察力才会由内而生，并且对这棵瑜伽之树的理解也会开始增多，这八个分支也会变成给土地施肥的工具，只有学生们遵循正确的训练方法，这棵树才能长成参天大树。

2

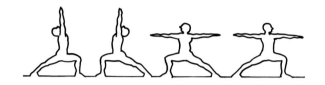

串联体位（VINYASA）

阿斯汤伽瑜伽的串联体位（vinyasa）部分的精髓是呼吸和运动的同步。意识会专注于编排好的呼吸和身体移动的计数上，然后会保持在呼吸的声音上。运用在动态串联中的呼吸技巧是"自由的呼吸"；这种波动取决于移动的强度。运用在静态体式中的呼吸技巧称作乌佳依（ujjayi），或者"胜利呼吸法"，也就是吸气和呼气的量和长短都是相等的。这种呼吸法被称作"胜利的"，是因为通过对每个串联的计数，意识和身体同时都会得到控制，合二为一的流动会让练习者超越平常的被干扰和受限的意识。乌佳依喉呼吸的特征是柔软的，呼吸时发出咝咝的声音。通过鼻腔吸气和呼气，空气会进入喉咙的后侧，声门周围的肌肉会轻微地扩张，呼吸的流动是规律的。当练习乌佳依时你会发现呼吸和气锁之间完整的关联。正确地使用气锁会让呼吸自由，增加内在的力量和使身体轻盈。

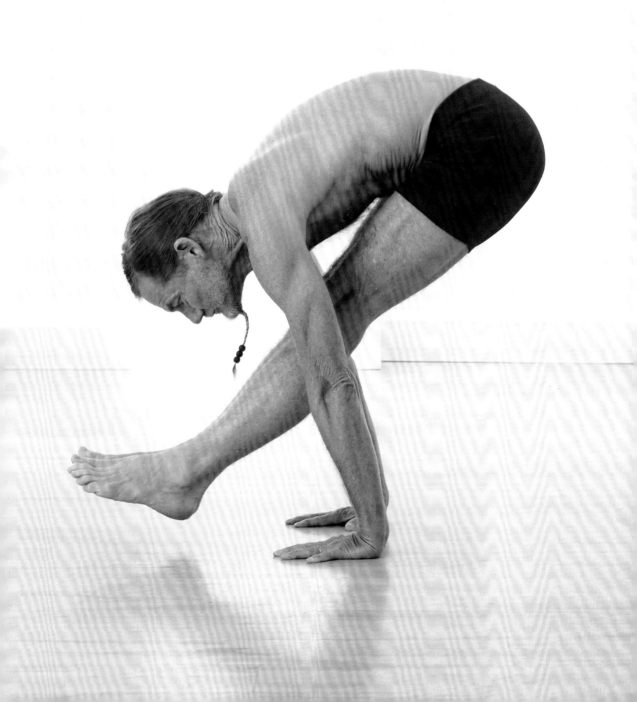

呼吸和动作同步

Vinyasa

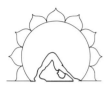

在梵语词汇 vinyasa 的直译中，vi 的意思是"行走""运动""抛出""开始""构想"，而 nyasa 的意思是"栽培""放置""俯卧"。通过克里西那马查大师（Shri Krishnamacharya，见 11 页）和他当时的学生帕塔比·乔伊斯、已过世的阿斯汤伽瑜伽大师古茹吉对这种瑜伽形式起源的研究，发现两个很重要的要素。首先，所有的体位（asanas）都被编织到一个精密的序列中；就像花环中的花朵。

其次，进出每一个体位时，有一定被计数的准确数量的呼吸／运动同步转换。请记住，计数是严格地按顺序排列，一个序列中的第 8 个体位，可能和另一个序列中的第 8 个体位是不同的体位。这叫 vinyasa 的总数。

在《瑜伽 Mala》（Yoga Mala）这本书中，帕塔比·乔伊斯详述了每个体位该怎样从山式（Samasthitih）（0）开始——在这当中，修行者站立准备以均衡的呼吸进入体位（花朵）——然后回到山式 Samasthitih（0），之间用精确数量的串联体位（呼吸／运动同步）过渡。

这些原理构成阿斯汤伽瑜伽的基础并创造了一个系统，以它优雅、有序系列地"组合在呼吸之线"的过渡和姿势而闻名。把这些原理转变成串联体位的三个关键部分是胜利的呼吸（ujjayi）、保护身体的锁（bandhas）和凝视点（dristis）。当把这三者集合在一起，修行者便到达了三位一体（tristana）。达到三位一体之后，阿斯汤伽瑜伽的修行者们就可以练习阿斯汤伽的第六和第七分支——心灵集中和冥想（见 17—21 页）。

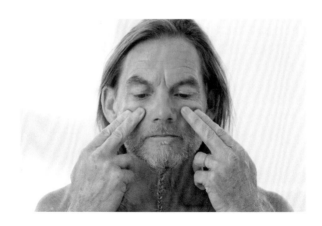

技巧：为训练张大鼻孔，伸开你双手的前两根手指并把它们放在上颊上。轻轻地伸展鼻梁两端的肌肉以张大鼻孔并呼吸至喉咙后侧。

乌佳依喉呼吸（Ujjayi）

当学到这种复杂的胜利呼吸时，学生们经常会发现很难发出乌佳依喉呼吸正确的声音。做到这一点，是要从鼻子中吸入和呼出空气时发出声音，但是声音不应该从鼻孔中发出，如果从鼻孔中发出声音，你实际上就是以鼻子用力而带出声音了。当你随着呼吸的节奏来运动时，肌肉就需要持续不断的氧气供应。为配合这种需求，气流量必须增加——但如果你呼吸有声音，气流就会受到阻碍。为防止这种情况的发生，每次呼吸都要从喉咙后部进行，这样气流就能加快并由声门旁边的肌肉计量。就是空气通过声门时形成的摩擦产生了乌佳依喉呼吸声音。这种摩擦也在空气进入肺部之前就把它加热。为帮助纠正任何呼吸发音有误的倾向，轻轻地伸展鼻子两边的皮肤来张大鼻孔（见上页图），这样空气就可以进入你的喉咙后部。

正确的乌佳依喉呼吸声音类似于波浪拍打着有鹅卵石的沙滩时所发出的声音。为实现这种"顺畅的呼吸"，你必须在吸气／呼气的循环中保持声门打开。关闭声门就如屏住呼吸：如果这种情况发生，能量流就会中断，肌肉会变得缺乏氧气和生命能量，身体随之变紧。在这种状态下，可以说"没有呼吸就没有生命"，从而串联体位（vinyasa）和体位（asana）也会失去生命力。

修炼者有时发出呼噜的声音表示声门被紧锁——这通常会发生在吸气的开始和呼气的末端——因此你的注意力必须重新集中在保持声门的打开上来。这种控制是通向乌佳依喉呼吸的唯一途径。可以在你喜欢的任何时刻练习乌佳依喉呼吸——比如说走路的时候、爬楼梯的时候，甚至可以把它当做日常放松的一部分。

你可以把乌佳依喉呼吸技巧看做是呼吸的内部延伸。一旦你掌握了控制声门的方法，接下来要做的是把注意力集中在计量每一次呼吸的长度上。吸气和呼气的持续时间常常会不平衡，因此现在的目标是达到相等，每一次吸气与呼气在长度和强度上两者要均等。

刚开始呼气会时间长些，也更容易做好。因此，第一个"呼吸的拉伸"就是延长吸气的时间以便与呼气的时间相平衡。第二，在呼吸／运动过渡同步并且这过渡的过程需要更长时间的吸气或者呼气时，第二次呼吸的拉伸就来临了，呼吸拉伸的效果就是身体的拉伸。

收束法（Bandha）

收束法是我们在阿斯汤伽瑜伽中遇到的第一个自相矛盾的概念。Bandha的意思是"锁"或者"封缄"，但应用收束法的结果是释放潜在的生命力，然后移动和引导这种气场力量从内部的源头到达身体中精细的72000条经络（能源通道nadi）。收束法控制的练习培养和增加能量（prana），而且正是乌佳依喉呼吸（ujjayi）和收束法的结合，这种神奇才能得以呈现。当这种力量能正确地运行，体位（asana）就会由身体内部显现，最后外部身体也会反映出内部产生它的根源。

有三个收束法控制能量的封闭：会阴收束（mula bandha）、收腹收束（uddiyana bandha）和收颔收束（jalandhara bandha）。这三个收束法都是乌佳依喉呼吸技巧中不可分割的组成部分。

会阴收束（Mula bandha）

这种收束法是根锁或根基。当腹中"空洞"空气基本呼尽的时候，它出现在呼气的尾声，但它却应用于呼吸循环的全过程。在一次完整呼气的尾声，如果你和身体的运转协调，你会隐约地感觉到肛门括约肌在轻微地收缩，整个生殖系统区域，包括会阴处都在向内向上紧缩。这个被认为是"骨盆底部"的上提动作是消化器官强健的支持。

会阴收束为稳固的根基提供必要的基本能量，不管这个根基是脚、手还是臀部。会阴收束还是保护身体的安全锁，它为收腹收束把能量封存于体内，然后指引它穿过能量通道向上游动。

会阴收束非常难以掌握。首先它是挤压肛门的括约肌的整体而全面的动作。发现这个全面的动作之后，会阴收束的应用变得更轻柔些，愈加的敏感——会阴的轻微上提变得更明显。收束法的定位男女体验各不相同，但是你可以随时随地进行练习直至把这个动作做正确为止。

收腹收束（Uddiyana bandha）

这是所有收束法中最有动律感的一个，可以被阐释为"向上飞"。在呼气的尾声你最容易发现这个收束法的位置——"空洞"。这种"空洞"在下犬式（Adho Mukha Svnnasana）中最易得到体验：这个体位要保持 5 次呼吸的时间，经过 6 个体位达到这一点，用身体保持不动来调节和平衡呼吸的节奏，在这里最适合培育收腹收束和会阴收束。

因为收腹收束直接与横膈膜、肋骨及肋间肌的运转相联系，所以它在乌佳依喉呼吸（ujjayi）的进展中起着至关重要的作用。呼气时，横膈膜放松，向上移动到肺部把空气挤出去，而内部的肋间肌通过把肋腔拉低来完成这个动作。这样做的结果是收紧腹壁（从肚脐往下到耻骨的区域），它支持和保护着所有的内部器官和下背。如果你的下腹壁锻炼得很好，你能以最小的努力使下腹达到这一点而进行整个呼吸循环。

这种腹部控制为接下来的呼吸提供了一个平台或基础。当横膈膜向下弯曲，把用乌佳

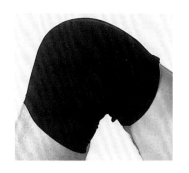 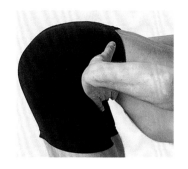

收腹收束最能在下犬式体位中得到练习。在做这个姿势的五次呼吸的过程中，充分地呼气而能不拉紧腹部的下半部分。在吸气时努力引领你的呼吸进入背部和胸腔，但不能失去下腹的柔软和稳定。

这里收腹收束的应用在站立向前弯曲（见44页）的转换中得以表现。这个体位是收束定位的，把手放在下腹检查你的运用是否正确。这个收束在从向前屈起身时帮助保护你的下背部。

依喉呼吸吸入的空气挤进肺中，外部的肋间肌肉提高肋腔，扩张胸部并让肺部扩展到最大容量。这是收腹收束的具体运动，如果能够熟练地掌握它，同样也是可以微妙地控制下腹，使其"柔软"和"不动"。

要感受运动中的收腹收束，看站立前屈式（padangusthasana，见正上方和44—47页）有利于理解。这个体位（vinyasa）是静止的，它纯粹想要培育收腹收束和保护后下背。就像上面所看到的，把你的手放在下腹上，实际上接触收束（bandha）。把手放在收腹收束是站立体位（asanas）中的一个经常性动作——它不仅提醒你收束的功能，也给你提供了许多练习和发展这种控制的机会。

收束的自相矛盾之处就是这把锁实际上打开流动的生命力并引领它向上走。阿斯汤伽瑜伽中明显的轻盈与力量应归功于收腹收束和会阴收束相结合。通过串联体位跳跃（见70—71页）演示了用手撑地时运用会阴收束的根基，用腿穿过双臂中的空间时运用收腹收束的飞跃，都建立在乌佳依喉呼吸的基础之上。

收腹收束是一种普遍令人受益、整天都可以练习的技巧，它帮助支持你下腹内的消化器官并在下蹲或起身时保护你的下背。

收颌收束（Jalandhara bandha）

下一个收束或锁是收颌收束。这是第三个收束，由凝视点（dristi）或头部姿势而产生的，在许多的体位（asanas）中它会以一种微妙的方式自然地出现。拜日式A（Surya Namaskara A）的第六个姿势——下犬式再一次最好地证明了这个收束，就如为看到正确的凝视点肚脐——把下颚缩进锁骨之间的凹口。首先，它主要是运用于呼吸控制

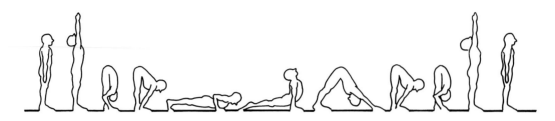

这幅插图代表拜日式 A（Surya Namaskara A）流动的、持续的能量波，它显示了组合在呼吸之线中的串联体位（vinyasa）——一个可以比作有节奏的心跳的连续脉动。

（Pranayama）——阿斯汤伽的第四个分支（见 17—21 页）。这把锁能在屏住呼吸时，防止身体气场能量流失并阻止对头部形成任何压力。最好是在有资深老师指导的情况下才练习收颌收束。

凝视点（Dristi）

阿斯汤伽瑜伽系统中每一个体位（asana）都有用来集中注意力的凝视点。共有 9 个凝视点，每个都试图把关注外在世界的视线转向内部。它们以先后出现的顺序分别是：

◆ 鼻尖（Nasagrai）

◆ 拇指（Angusta ma dyai）

◆ 第三眼（Broomadhya）

◆ 肚脐（Nabi chakra）

◆ 向上天空（Urdhva）

◆ 手（Hastagrai）

◆ 脚趾（Padhayoragrai）

◆ 远左（Parsva）

◆ 远右（Parsva）

使用由凝视点强加注视的原理思想得以集中，把学生带入内在的世界。这内心的集中将导致心灵集中（Dharana）和冥想（Dhyana）——阿斯汤伽瑜伽的第六和第七分支的发展。

三位一体（Tristana）

当达到三位一体状态时你就能体会串联体位（vinyasa）的真正精髓。这是阿斯汤伽瑜伽三个主要要素的结合：高级的计数呼吸，运动同步，收束（bandha）和凝视点（dristi）。当这种结合得以发展，一股强有力的流动波和优雅便会从练习中弥漫出来，随之而来的化合反应释放出以下五种元素：

◆ 泥土——会阴收束奠定基础，产生稳定性和力量。

◆ 水——串联体位的流动所产生的汗水。

◆ 空气——乌佳依喉呼吸和收束带来的轻盈。

◆ 火——净化消化之火的经络。

◆ 灵气——精细的，遍及全身的生命之气、能量。

三位一体是通过反复多次练习才能达到的，它的熟练运用会使姿势和其间的过渡巧妙、自然而又优雅。

拜日式A

Surya Namaskara A　　Vinyasa：9；花儿：第6；凝视点：肚脐

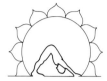

拜日式（Surya Namaskara）是一种对太阳神致敬的仪式。如果正确练习这套动作就能带来身心健康，从而在精神上对生活的各个方面都有了清楚的认识。没有这个重要的元素，瑜伽将只是一系列的身体运动。

拜日式介绍了为达到所谓的"瑜伽"状态而需要的练习方法。这在本质上就是身体、思想和灵魂的融合，并最终引领到认知自我。这个方法就是串联体位（vinyasa），计数呼吸，运动的同步，它组合乌佳依喉呼吸（ujjayi）"胜利呼吸"的概念，而乌佳依喉呼吸是有节奏的，吸气和呼气的时间相同。阿斯汤伽瑜伽不可分割的组成部分是凝视点（dristis）"特殊的凝视点"和收束（bandhas）"为内部能量打开通道并引领它们流动而且保护身体的能源锁"。当这三个主要的技巧融合为一点，三位一体（tristana，见28页）就达成了。

Vinyasa的字面意思是运动／呼吸同步：一次呼吸，一次同步的运动。拜日式中包含着9个Vinyasa，这意味着有9次与乌佳依喉呼吸节奏同步的运动，每次都有自己的凝视点。通常，学生做这9个体位都要被计数，从而建立一个持续的呼吸节奏，并且这9个体位的重复循环（没有中断或进行额外的呼吸）展现了这种练习的冥想本质。

计数体位练习凝视点和倾听乌佳依喉呼吸的声音能帮助你把注意力从外界转到呼吸与收束的结合上来，这个原理可以在第六个串联体位——下犬式中进行探究，这要保持5次完全的呼吸。由计算这9个体位而产生的控制思想的状态，也会出现一个身体上的反应：身体开始产生一种内部热量，这种热量正是净化过程中所不可缺少的。另外，这种热量还温暖关节和肌肉，给它们接下来的运转做好准备。

拜日式A重复5次。

0. 山式（Samasthitih）：呼气，站在中间位置，看鼻尖。

1. Ekam：吸气，伸手上举，仰视看拇指。

2. Dve：呼气，向前曲身，眼睛看鼻尖。

3. Trini：吸气，抬头，看第三眼。

4. Catvari：呼气，双脚跳向后方，看鼻尖。

5. Panca：吸气，（由脚尖）滚动到上犬式，看第三眼。

6. Sat：呼气，滚动到下犬式，看肚脐（5次呼吸）。

7. Sapta：吸气，双脚跳回，看第三眼。

8. Astau：呼气，身体前曲，看鼻尖。

9. Nava：吸气，伸手上举，看拇指。

0. 山式（Samasthitih）：呼气，回到中间位置，看鼻尖。

注：Vinyasa 有时指体位，有时指串联体位。

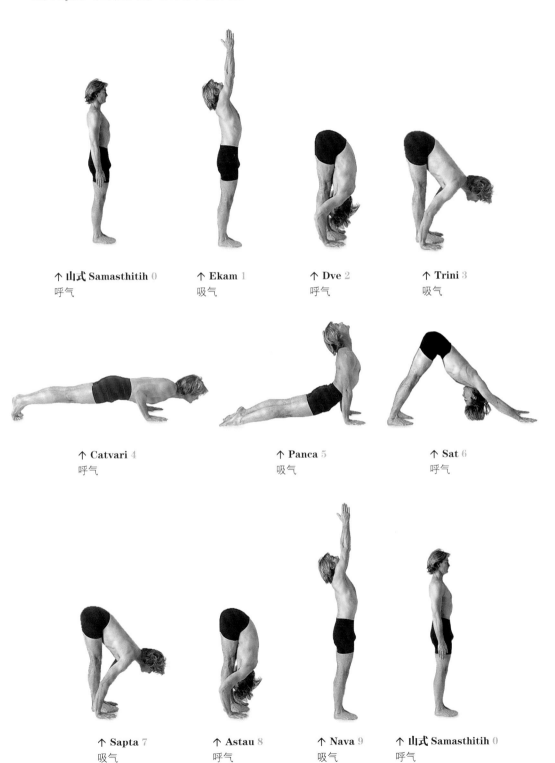

↑ 山式 Samasthitih 0
呼气

↑ Ekam 1
吸气

↑ Dve 2
呼气

↑ Trini 3
吸气

↑ Catvari 4
呼气

↑ Panca 5
吸气

↑ Sat 6
呼气

↑ Sapta 7
吸气

↑ Astau 8
呼气

↑ Nava 9
吸气

↑ 山式 Samasthitih 0
呼气

拜日式B

Surya Namaskara B　Vinyasa：17；花儿：第 14；凝视点：肚脐

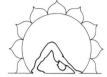

在这里，注意舒展呼吸和运用收束（bandhas）可以帮助产生内部热量，为进入初级序列（Yoga Chrikitsa）的下一个动作做好准备。

拜日式 B 重复五次。

0. 山式（Samasthitih）：呼气，站在中间位置，看鼻尖。

1. Ekam：吸气，曲膝下蹲，伸手上举，看拇指。

2. Dve：呼气，向前屈身，眼睛看鼻尖。

3. Trini：吸气，抬头，看第三眼。

4. Catvari：呼气，双脚向后跳，看鼻尖。

5. Panca：吸气，由脚尖滚动到上犬式，看第三眼。

6. Sat：呼气，滚动到下犬式，看肚脐。然后左脚后跟内转，右脚前跨放在右手旁（内侧）。

7. Sapta：吸气，右膝弯曲 90 度，髋部摆正，伸手上举，眼睛看拇指后面。

8. Astau：呼气，手分别放在右脚两边的垫子上，右脚往后跨（见第四步）。

9. Nava：吸气，滚动到上犬式，看第三眼。

10. Dasa：呼气，滚动到下犬式，看肚脐。然后右脚后跟内转，左脚前跨放在左手旁（内侧）。

11. Ekadasa：吸气，左膝弯曲 90 度，髋部摆正，伸手上举，眼睛看拇指后面。

12. Dvadasa：呼气，手分别放在左脚两边的垫子上，左脚往后跨（见第四步）。

13. Trayodasa：吸气，滚动到上犬式，看第三眼。

14. Caturdasa：呼气，滚动到下犬式，看肚脐（5 次呼吸）。

15. Pancadasa：吸气，双脚向前跳回，看第三眼。

16. Sodasa：呼气，身体前屈，看鼻尖。

17. Saptadasa：吸气，屈膝下蹲，伸手上举，看拇指。

0. 山式（Samasthitih）：呼气，回到中间位置，看鼻尖。

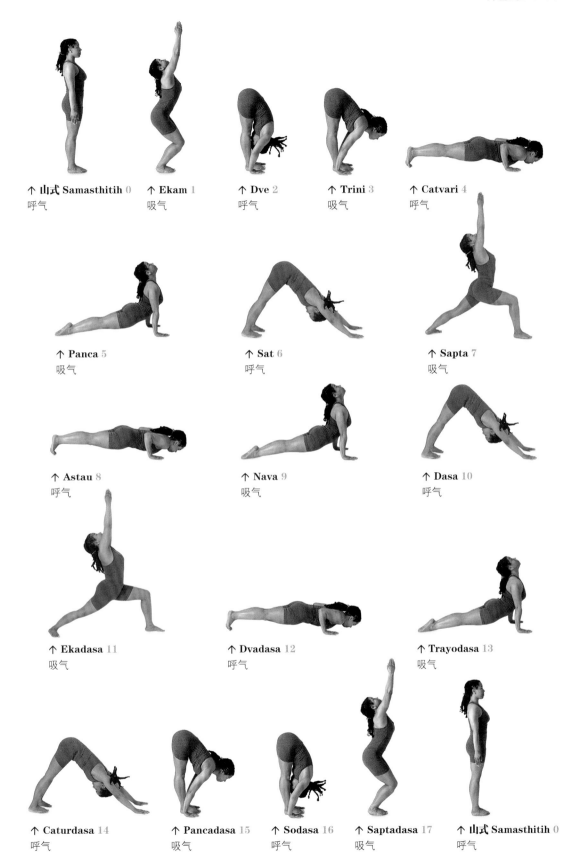

↑ 山式 Samasthitih 0
呼气

↑ Ekam 1
吸气

↑ Dve 2
呼气

↑ Trini 3
吸气

↑ Catvari 4
呼气

↑ Panca 5
吸气

↑ Sat 6
呼气

↑ Sapta 7
吸气

↑ Astau 8
呼气

↑ Nava 9
吸气

↑ Dasa 10
呼气

↑ Ekadasa 11
吸气

↑ Dvadasa 12
呼气

↑ Trayodasa 13
吸气

↑ Caturdasa 14
呼气

↑ Pancadasa 15
吸气

↑ Sodasa 16
呼气

↑ Saptadasa 17
吸气

↑ 山式 Samasthitih 0
呼气

过渡技巧A

Surya Namaskara A

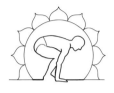

乍看起来，这些从拜日式 A（Surya Namaskara A，见 30—31 页）中的过渡好像是简单的常规动作。然而，初学者们很快就会发现这其中有很多挑战，比如说，如何向前屈身而不会扭伤你的下背部，如何把你的重心从脚转移到手上而不会往前跌倒，如何保持呼吸和运动的同步而不会屏住呼吸或呼吸紧促。过渡技巧 A 研究了超越这些局限的技巧。对于完全的初学者，建议在适当的地方做些额外的改变，并且还应该查看注意一栏。有基础的学生特别会在第三和第四个步骤中受益。

注 意

如果你在步骤 3—5 中屏住呼吸，就会产生压力，并且在着地的时候你的背部会有种不舒服的感觉。屏住呼吸还会妨碍能量的流动和收束（bandha）的控制（见 22—25 页）。呼气时，转换就像在漂流。

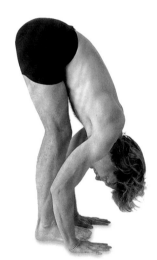

← Dve 2：呼气

（Vinyasa 2）膝盖稍微弯曲，把身体往前折，如果可以就把手放在垫子上——不要过于拉长腿筋。检查膝盖是否朝着前方并平行。如果需要，膝盖再多弯曲一点并把手放在脚的前方。拉长腘绳肌，重心前移，把身体的重心平均分布在脚和手上。然后向前倾斜至双手处并上提股四头肌，在不拉伤背部的前提下尽可能地伸直双腿。

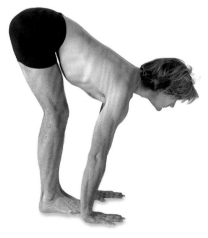

← Trini 3：吸气

（Vinyasa 3）手与肩同宽，中指朝前把手紧压在垫子上。抬起头和躯干，看第三眼凝视点（Broomahya dristis，见 28 页）。伸直手臂，当身体向前延展把重心转移到双手时，手仍要放在垫子上。身体向前伸展，尽量伸展脊椎前线以拉长肋骨和骨盆顶端之间的距离。吸气时间要长且平稳，为下一次的呼气做好准备。

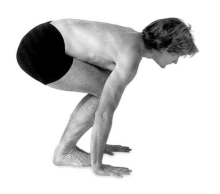

↑ Catvari 4：呼气

（Vinyasa 4）以一次长时间、流畅的呼气开始这个转换。将身体往下方弯曲至膝盖，把更多身体重量放到手上。当向前倾斜时，把视线集中在下方一点处，在两手的正中间，手臂尽可能地伸直，确定手和脚的位置是否和步骤 2 相同。这个开始的动作应该占用 1/3 的呼气。

↓ Catvari 4：继续呼气

（Vinyasa 4）现在身体的重心转移到手，腿向上跳，臀部朝上，手紧压垫子，手臂伸直，肩膀位于手腕之前。把肩关节作为一个支点，臀部向上摆头部就会往下摆。颈部上仰，眼睛注视地板。为完成这个动作，可以设想有个障碍物，需要双脚起跳才能避开它，或真的在双脚后的大约 30 厘米（12 英寸）处的地板上放置一个障碍物。跳过障碍物的唯一方法是向上。

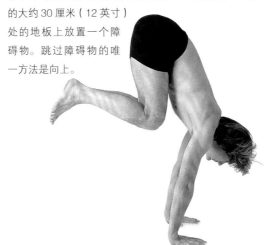

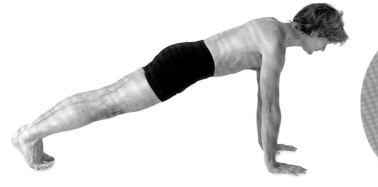

注 意

在第五步中，如果双脚跳回的距离太长，你的肩膀就会位于腕关节之后，上半身的重量就难以支撑，从而导致腰椎的下塌。

↑ Catvari 4：继续呼气

（Vinyasa 4）接着"向上"的这个动作，眼睛向下或者向后一点看。保持上半身向前，把臀部和腿跳落回，以前脚掌着地，双脚的距离与臀部同宽。如双脚跳的距离太长或太短，下个转换将会难以完成。在这个"支架式"的姿势中，肩膀应该位于腕关节的正上方。这个步骤和前两个步骤应在一次连续的呼气中完成来激活收腹收束（uddiyana bandha，见 26—27 页）。以臀部上提至稍微超过脚跟到肩膀这条线的姿势着地。

↓ Panca 5：吸气

（Vinyasa 5）双臂向前推，脚趾和脚背尽可能地往后绷直。做这个动作时，把胸腔穿过手臂置于手的前方。伸展从骶骨到头骨底部的脊椎时，注视下方。背部呈拱形，看鼻尖。双腿用力，上提四头肌并使腿的前部分离开垫子。

过渡技巧B

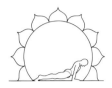

刚开始的时候，丧失呼吸的连续性以及运动和呼吸的同步性是很普遍的现象。这一系列分析了拜日式B中容易丧失呼吸连续性的两个部分：进入和结束战士式（Vinyasa 6—7 和 7—8）的过渡；从向上推的体位过渡到上犬式（Vinyasa 8—9）。这些过渡不是很容易的，而且对于初学者来说，屏住呼吸、丧失能量流动以及肌肉紧张是非常普遍的。当能量流动中断了，串联体位的要素就会丧失，就不会有身体内部机能的培养。过渡技巧B关注于延长呼气，因而它与下一个串联体位相重叠，为下一次的吸气奠定了基础。这个重叠有利于一个更完整的呼吸。通过延长呼吸，可以保持正确的串联体位而不做额外的呼吸。

提 示

在第四个步骤中，通过看着双脚可以检查身体是否和战士式相一致。它还可以拉长颈部同时保持吸气的质量。注意双手合拢时才能往上看。

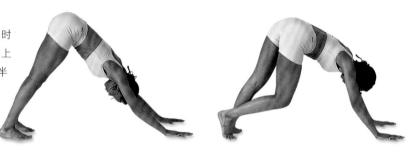

→ **Sat 6：呼气**
（Vinyasa 6）开始一次长时间、有控制的呼气。臀部上提，以脚趾滚动向后，上半身和头部穿过手臂至下犬式。尽管正确的凝视点（dristis）是肚脐，但应看着双脚为下一个动作做好准备。

↑ **Sat 6：继续呼气**
左脚跟内转，前移至与右脚大脚趾排成一线。转移重心至左脚，并为向前跨出右脚做准备。

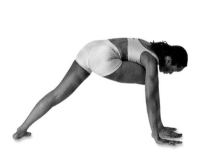

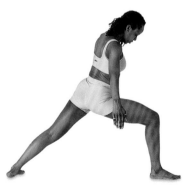

↑ **Sat 6：继续呼气**
呼气稍微延长，直视前方两手之间的地方。把重心完全转移到左脚上，右脚尽可能往前跨，最好能放到右手拇指旁边。

↑ **Sapta 7：吸气**
（Vinyasa 7）把手放开，骨盆下坐并看着右脚。立起上半身站直并把手臂从两侧向上伸展。最后，双手合拢至头顶并仰望天空。

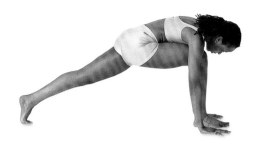

↑ Astau 8：呼气

（Vinyasa 8）手放回到垫子上，放在右脚的两侧与肩同宽。手指张开，中指正对前方。左脚跟扭转至左脚掌向下并紧压双手，眼睛看着双手之间的地方。

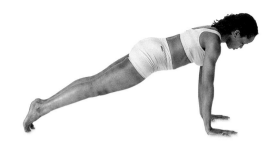

↑ Astau 8：接着呼气

把右脚跨回，双脚之间的距离与髋部同宽。保持骨盆上提形成一个长又直的斜面。手臂伸直并把肩膀置于手掌的正上方。继续看着两手之间的地方。

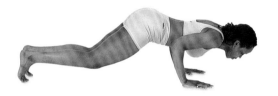

↑ Astau 8：继续呼气

屈肘，手肘靠近身体，把身体放低至离垫子5厘米（2英寸）处。看鼻尖凝视点（Nasagrai dristis，见28页）。不要让身体低于上臂的水平线。初学者可以将膝盖放在垫子上直至发展出支撑上半身所需要的力量。

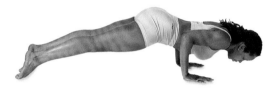

↑ Astau 8：接着呼气

稍微延长呼气，保持双腿和臀部的上提并滚动脚趾，肩膀向前并超过双手的位置。

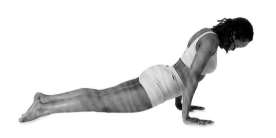

← Nava 9：吸气

（Vinyasa 9）双手紧压垫子伸直手臂，向上拉膝盖骨和大腿，绷直脚尖。放松臀部以防止后下背受到挤压。往下收缩尾骨，并通过颈部拉长身体，同时看鼻尖凝视点。为完成这一步骤，伸直手臂，打开胸骨并把肩膀往后转。看着鼻尖。

初学者的结束动作

莲花式 *Padmasana*

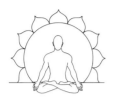

Padma 的意思是"莲花"——是对这种瑜伽姿势的优美描述。这个练习从拜日式（Surya Namaskara）反复训练开始，把姿势编织在呼吸之线中，就好像把鲜花编织成一个花环。莲花和休息的姿势是完成这个花环最后的花朵。

首先，拜日式有一定的强度，很快你就会感觉呼吸变得短促。如果你呼吸短促，用莲花式姿势坐在垫子上，把意识集中在乌佳依喉呼吸（ujjayi，见 25 页）上以找回对身体的控制。在把手放在膝盖上之前，收紧下腹并"内收"腹壁以引导你的呼吸往上进入肺部，意识集中于会阴收束（mula bandha）和收腹收束（uddiyana bandha，见 26—27 页）。当你的呼吸平缓、思想平静时，就可以躺下休息。

注 意

不要用手把你的小腿往里拉，这样会给膝关节带来压力。双手必须去感受来自髋关节根部的运动。让这个运动与呼气同时进行。

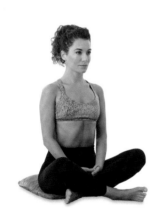

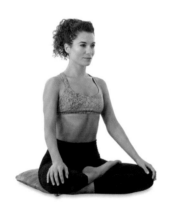

← 半莲花式变化

坐在坐垫上或泡沫瑜伽砖上，吸气，右脚放入莲花姿势。大腿骨往后以最大程度地打开髋部，放松小腿肌肉并把脚后跟放入左下腹耻骨之上。由腿部带动这个动作——只有在固定脚的位置时才能使用手。呼气，把左腿叠于右腿之下。手放置膝盖上。看鼻尖凝视点。意识集中于乌佳依喉呼吸和收束的运用上。

↑ 双腿交叉式变化

初学者可以坐在坐垫上或泡沫瑜伽砖上。吸气，然后呼气叠右腿，脚后跟往里朝向耻骨。吸气，然后呼气把左腿叠于右腿之下。骨盆向前旋转，离开泡沫板的前部。拉长整个脊椎，把手置于膝盖上，看鼻尖凝视点（nasagrai dristi），调整成深呼吸。

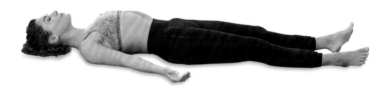

↑ 休息

呼气，从莲花姿势中退出来。抓住弯曲的双腿，身体向下一次一根脊椎骨地躺在垫子上，保持脊椎成一直线。放松双腿和手臂，将双脚双手在身体两侧向外打开，闭上眼睛，随着每次呼气释放所有的紧张。

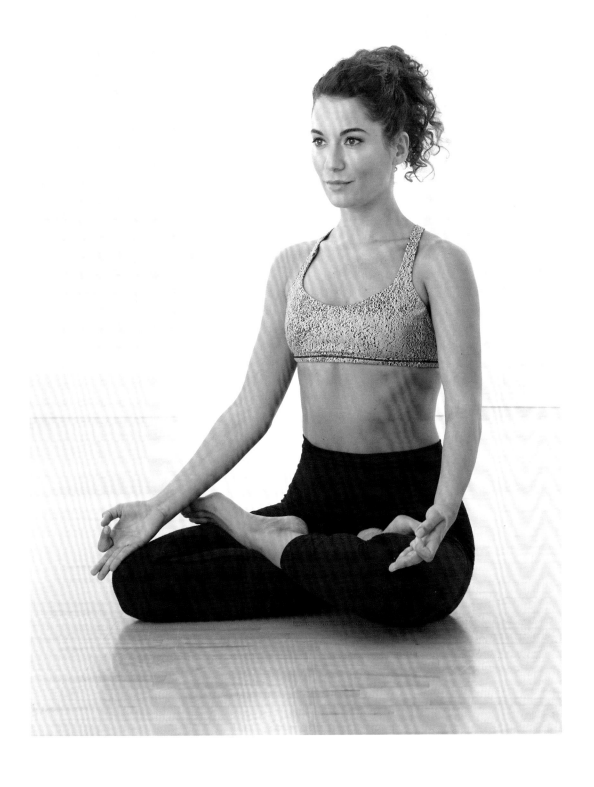

3

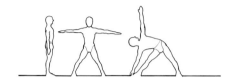

练习部分

　　阿斯汤伽瑜伽系统的传统学习方法是一对一：一个学生与他或她的老师一起学习。每个体位（asana）都是在老师确保学生已经准备好的时候逐个地传授给他（她）。然而，最近发展了两种主要的教授方法。第一种是"有辅助的自我练习"，老师把练习介绍给个人，教授计数技巧，监督个人的进展和纠正身体的姿势（Mysore 练习）。第二种是"传统计数法"，这种情况是老师把学生聚在一堂，整体地配合呼吸练习，在一堂课上一起练习（领课练习）。计数法的目的是要挑战呼吸从而可以实现正确的呼吸计数（Vinyasa），并加强修炼者个体的集中力。通过这样的练习，对"整个"系统的理解将有所发展。从这两种方法中所获得的理解、体会、力量和体力又将渗透到每个人的自我练习之中。

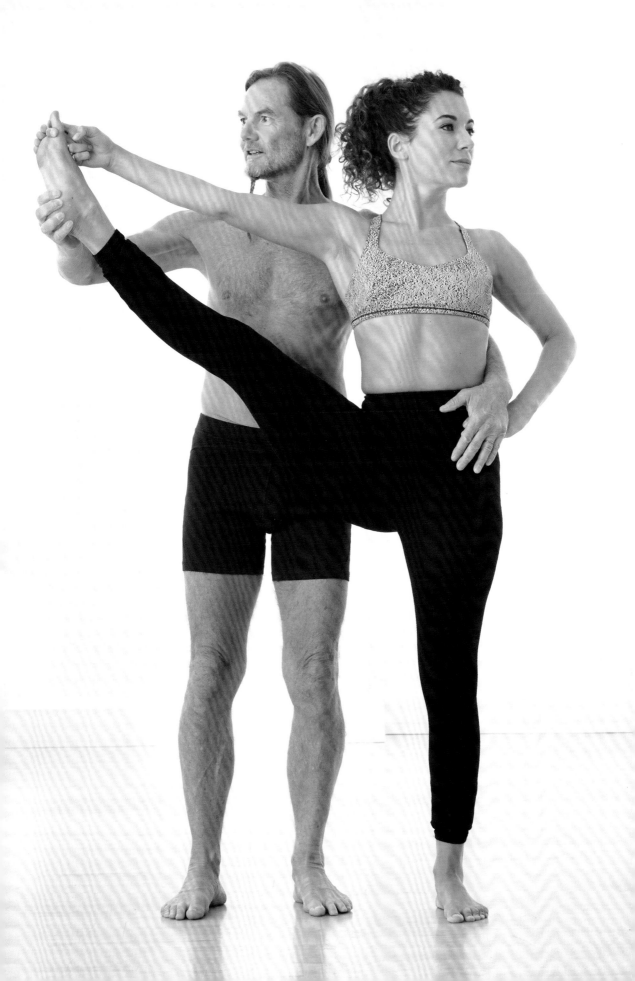

站立系列

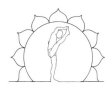

Surya Namaskara A and B，它通常被认为是拜日式 A 和 B（见 30—33 页），已经介绍了关键的串联体位（vinyasa）原理。在这个核心的运动系列里，你应当已经对重复流畅的、计数的呼吸循环以及它所产生节奏的重要性有所了解。正是这样为接下来的整个练习奠定了基础。拜日式已经为练习创造了线——现在该靠你把这条线编织到接下来的站立姿势系列中来继续阿斯汤伽瑜伽强有力的冥想动律。因此，从拜日式 B 的最后一次呼气起，站立姿势系列的第一次吸气开始了。进入和结束每一个站立姿势都有具体可以计数的串联体位，通常又回到山式（samasthitih，见 44 页）。

站立体位（asana）可以通过双脚探究我们与大地的联系，我们在地球的引力下如何移动、平衡和找到平静。这就是通常所称的"根基"。要创作一个强有力的站立姿势，串联体位的技巧——计数的呼吸和运动的同步（见 24—29 页）——都必须全部和谐地应用。因为正是通过你练习内部的控制，随之而来的外部姿势才会有所发展。

比如说，通过应用凝视点（dristi），你的头部和骨盆才会处于正确的位置之中，这样也会把注意力向内转移到呼吸和收束（bandha，见 25—28 页）上。它的目的是呼吸时优雅流畅地进入体位，呼气进入姿势为自己打好根基，就像根植于泥土。是会阴收束（mula bandha）通过腿和脚建立了这个基本的联系——就像树根一样。会阴收束为骨盆的正确位置提供基础，而且这是非常必要的，因为其他的姿势都是由这里发展而来。你的吸气支持收腹收束（uddiyana bandha），而正是这个收腹收束的应用提供了四肢的轻盈和上提的效果。

通过双脚这个强健的根基把你与大地相连，你就可以吸入大地的能量，引领它往上移动穿过脊椎，往外传送到四肢。你会有趣地发现当手臂伸展放松肩关节和当双腿伸展放松髋关节时，你的脊椎变得非常舒畅，从而为颈部和骨盆的正确排列提供必要的空间。

在站立姿势中，脊椎排列也可以通过收束的应用得以纠正——收腹收束使前脊椎和后脊椎均衡，以防止肋腔的张开和背部过于弯曲。

包括手在内的一些其他的根基，也可以通过站立体位锻炼而来。支撑的手臂推压地板帮助扩展胸部，同时也提供平衡和支撑的额外要素。它可能就是使体位完整的要素。

在下面的站立体位中，小照片是已经介绍和详细描述过的体位，而大照片描述了一个持续 5 次呼吸的完整体位。记住阿斯汤伽瑜伽是一个持续流动的运动系列，仅被一系列静态的体位简短地打断。

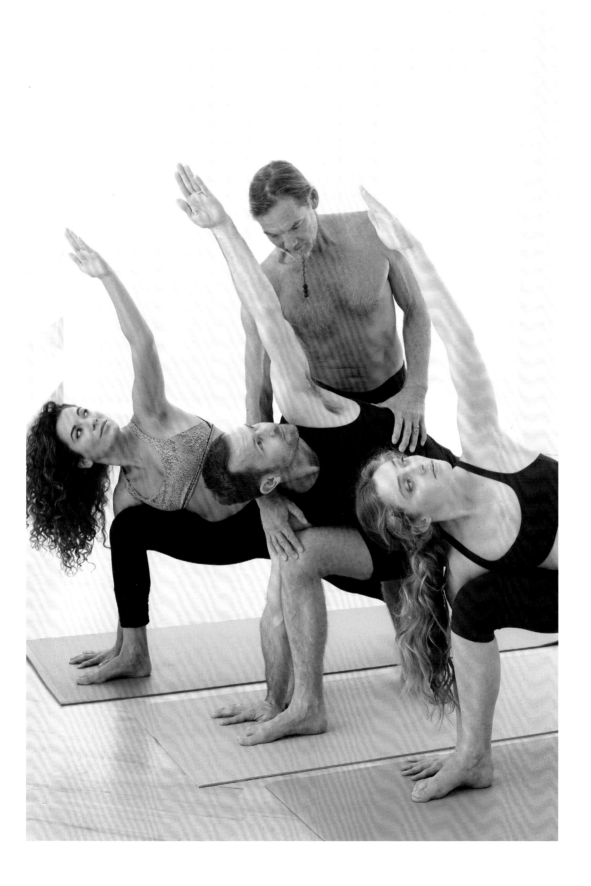

站立前屈A

Padangusthasana　Vinyasa：3；花儿：第2；凝视点：鼻尖

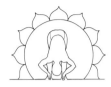

这是第一个体位（asana），探究和应用它之前我们在拜日式（Surya Namaskara，见30—33页）中已略述过它的技巧。在进入和退出站立前屈一体位时，把手放在下腹上检查收腹收束（uddiyana bandha，见26—27页）是否得到正确应用。

对于大多数初学者，站立前屈姿势突出了"外形跟随功能"的概念，它的意思是一个姿势的外形或外貌由关节和肌肉的功能或运动来决定。为提升体位应用的深度，你所有的关节都必须自由活动并能正确地调整和完成运动系列。膝盖是这个体位的促进者，支持其他关节达到活动的限度（见提示栏）。

> ### 提 示
>
> 为了抓住大脚趾，初学者可能在达到踝关节和髋关节的功能灵活性之前需要屈膝。

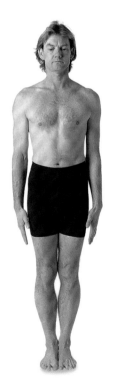

← 山式 Samasthitih 0：呼气

山式（Samasthitih）是所有体位开始和结束的动作。站直，大脚趾和踝关节并拢，往上拉膝盖骨和大腿。应用会阴收束（mula bandha）和收腹收束拉平骨盆，站稳，向上拉长脊柱。放松肩部。手指并拢，手与大腿中线成一直线。平衡身体的左端和右端、前面和后背以达到均衡。

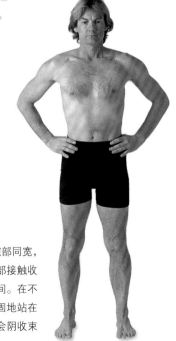

→（不计数）吸气

在一个流畅的动作中，膝盖稍屈，迈开双脚，与髋部同宽，确定双脚平行。与迈开双脚同步，把双手放在腰部接触收腹收束，引导呼吸向上充满背部和胸腔之间的空间。在不过分伸展膝关节的前提下把腿尽量伸直。当脚稳固地站在垫子上形成一个稳固的根基时，双手就能感觉到会阴收束的成效。

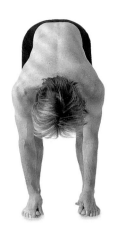

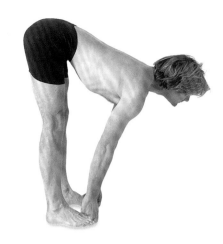

← Ekam 1：吸气

（Vinyasa 1）往垫子上压大脚趾，用它勾住手指。向前延展身体，伸直手臂，脊柱和头部上抬。看第三眼凝视点（broomadhya dristi，见28页）。这个上提由呼吸和收束（bandha）发起。伸直双腿并同时伸直背部和手臂，形成了一个强有力的三角形能量循环。

↑（不计数）呼气

保持手与下腹的接触以确保继续运用收腹收束。膝盖稍屈以便髋关节旋转，身体向前弯曲，在髋部折叠。从收腹收束中放松双手并用食指、中指和大拇指抓住两个大脚趾。

← Dve 2：呼气—吸气（5 次呼吸）

（Vinyasa 2）稍微放松膝盖，便于髋关节旋转，折叠身体，连接并保持由收腹收束的延续而创造出的下腹空间。往上拉膝盖骨和大腿，伸直双腿到腿筋能允许的程度。手肘往外和后面打开，手指牢固地抓住脚趾，打开肩胛骨。看着鼻尖凝视点（nasagrai dristi，见28页），保持这个姿势并深呼吸 5 次。

← Trini 3：吸气

（Vinyasa 3）和第一个体位一样，但在这个吸气中要创造耻骨和胸骨之间的空间。

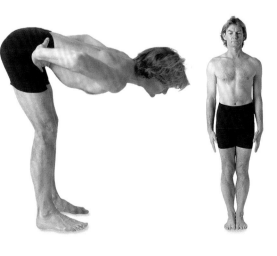

→（不计数）呼气

保持脊椎的上提，重新和收腹收束接触。膝盖稍屈，用腿部肌肉来支撑前倾的上半身的重量，在这个姿势中你的躯体会很重，如果你锁住膝盖，腰椎就会很危险，因此在这里收束对于保护你的下背是至关重要的。

← 吸气

站直，把空气吸满胸腔和背部，伸直双腿并充分呼气，回到山式的姿势。把视线放低至鼻尖凝视点。

站立前屈B

Padahastasana　　Vinyasa：3；花儿：第2；凝视点：鼻尖

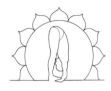

在这个运动的梵语命名中，pada 可以解释为"脚"，而 hasta 的意思是"手"。为完成第二个前屈动作，你必须完全站在手上——实质上，除了它的程度深一点，其余的动作基本与站立前屈 A（Padangusthasana，见 44—45 页）相同。在这个体位中，你需要注意保持打开肩胛骨以便保持乌佳依喉呼吸（ujjayi）的充分使用（见 25 页）。完全站在手上与拜日式（Surya Namaskara）中的 Vinyasa 3 所需要的腕关节弯曲的相反方向伸展。把注意力完全转移到手上，以手背压垫子。

提 示

红脸表示肩膀和颈部压缩的血液已集中到颈部和头部。要克服这点，需要把手肘往后打开以展开肩部并放松这些部位。

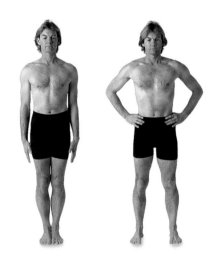

↑ **Samasthitih 0：**呼气—吸气

呼气时，山式（Samasthitih）站稳（见 44 页）——看着鼻尖凝视点（nasagrai dristi），意识集中于会阴收束（mula bandha，见 26 页）。为下一次吸气做好准备。吸气，迈开双脚与髋同宽，并把双手放在收腹收束（uddiyana bandha）上。

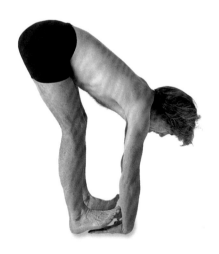

↑ （不计数）呼气

保持手和下腹的接触以确保还在继续应用具有保护作用的收腹收束。膝盖稍屈，从髋部把身体向前折叠。从收腹收束中放松双手，并把它们完全放至脚下。当脚趾接触到腕关节时，就可断定手的位置是正确的。眼睛看着手和脚交叉的地方。

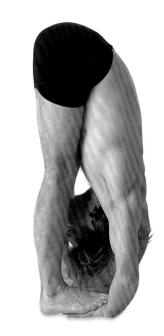

← **Dve 2**：呼气—吸气
（**5 次呼吸**）

（Vinyasa 2）稍微放松膝盖以便髋关节旋转——感觉好像在由收腹收束创造的空间处折叠。保持脊椎长而直，头部往下放至胫骨之间。绷直膝盖和大腿以伸直双腿，看着鼻子凝视点。完全深呼吸 5 次。保持集中意识和对收束（bandha）的控制，确保呼与吸时间的最大化和均衡。

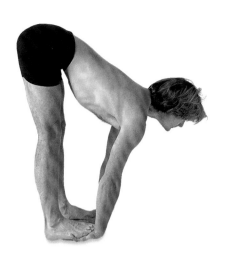

↑ **Ekam 1**：吸气

（Vinyasa 1）脚从手背上往下压，上提脊柱至完全伸直。伸直双腿，仰视第三眼凝视点（broomadhya dristi），培养收腹收束的长度和延续性。

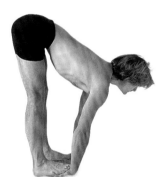

← **Trini 3**：吸气

（Vinyasa 3）如 Vinyasa 1，以手背压地并仰视第三眼凝视点。拉长和上提脊椎，感受由这个三角形姿势所产生的力量。

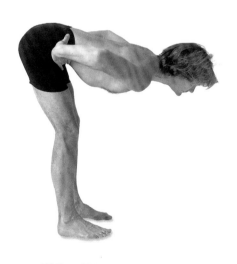

↑（**不计数**）呼气

保持脊椎的上提，双手重新和收腹收束接触。膝盖稍屈，用腿部肌肉来支撑上半身前倾的重量，在这个姿势中你的躯体会很重，如果你锁住膝盖，腰椎就有危险，因此在这里收束对于保护你的下背是至关重要的。

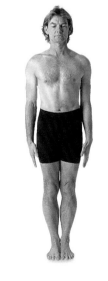

← 吸气

吸气，起身成站立姿势，然后呼气，双脚跳回至山式。

三角伸展式

Utthita Trikonasana　　Vinyasa：5；花儿：第2 & 4；凝视点：手

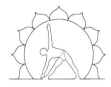

　　Utthita 的意思是"延伸的"，而 tri 解释为"三"，kona 意为"角度"。三角形姿势挑战平衡和身体的正确排列，而凝视点（dristi，见 28 页）的使用对获得一个稳定的根基是至关重要的。这是加强腿部力量和打开髋部的系列步骤中的第一个体位（asana）。三角伸展式可以加强腿部的力量并帮助改善消化，治疗便秘。通过腿部、躯干以及触摸着脚的手臂构成三角形，当你转头仰视手（hastagrai）的时候，你的脊柱和颈部得到协调和伸展。当大腿骨转向另一边时双腿承担更大重量，从而打开髋部。当躯干的下侧从髋部的背处拉长，前脚的腿筋就得到伸展。身体应尽可能地保持水平方向，并且需要让收束（bandha）有效地应用起来（见 25—28 页）。

注　意

锁住膝盖会给膝关节带来额外的压力，这可能会潜在地带来伤痛。为避免这种情况，转换的时候屈膝，使用肌肉而不是韧带。

← Ekam 1：吸气

（Vinyasa 1）脚向右边跳开，确保双脚平行（脚后跟和足弓成一直线）并大约保持一米的距离。抬起手臂至肩高，从而可以感觉到能量传递到指尖——这可以帮助放松肩膀、胸腔和背部。收腹收束（Uddiyana bandha）就像大鸟的翅膀一样支持双臂，确保当你举起双臂时肩膀不会贴近耳朵。直视前方。

↑ Samasthitih 0：呼气

呼气，如山式（Samasthitih）站稳（见 44 页）——看着鼻尖凝视点（nasagrai dristi），意识集中于会阴收束（mula bandha）。

→ Dve 2：呼气

（Vinyasa 2）右脚旋转 90 度，左脚稍微转向右方。转头看着右手手指。放松右膝盖，向右屈身直至脊柱与地板平行。右手的食指和中指勾住右脚大脚趾。

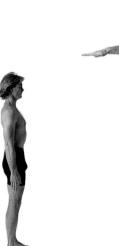

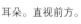

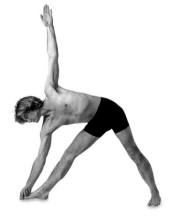

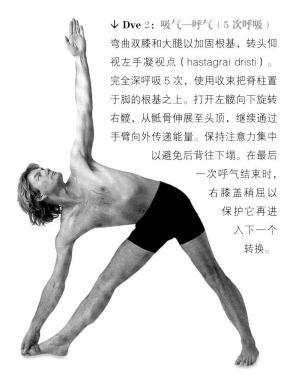

↓ **Dve 2**：吸气—呼气（5 次呼吸）

弯曲双膝和大腿以加固根基，转头仰视左手凝视点（hastagrai dristi）。完全深呼吸 5 次，使用收束把脊柱置于脚的根基之上。打开左髋向下旋转右髋，从骶骨伸展至头顶，继续通过手臂向外传递能量。保持注意力集中以避免后背往下塌。在最后一次呼气结束时，右膝盖稍屈以保护它再进入下一个转换。

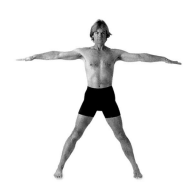

↑ **Trini 3**：吸气

（Vinyasa 3）应用收束抬起身躯，再次转至双脚平行如步骤 2。

→ **Catvari 4**：呼气

（Vinyasa 4）手和头转向左边，看着左手手指。然后照步骤 3 中的指示进行，左、右方向互换。

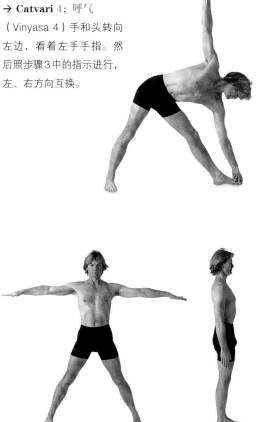

→ **Catvari 4**：吸气—呼气

（5 次呼吸）

抬头，脊椎和颈部保持在同一条线上。看着右手凝视点，帮助正确排列颈部肌肉。通过收缩股四头肌巩固双腿，拉伸两脚之间的垫子，打开右髋。把前脚从稍屈的状态伸直，避免膝关节伸展过度。完全深呼吸 5 次。

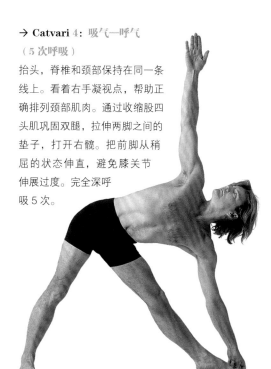

↑ **Panca 5**：吸气—呼气

（Vinyasa 5）吸气，见 Vinyasa 1，呼气，跳回到垫子的前部并回到山式。

扭转三角伸展式

Parivrtta Trikonasana　　Vinyasa：5；花儿：第 2 & 4；凝视点：手

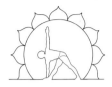

在这个体位（asana）的梵语名字中，parivrtta 意思是"旋转"，tri 意为"三"，而 kona 是指"角度"。这是第一级中第一个脊椎的扭转，必须特别注意不要过分扭转身体。这个姿势可以使人振奋和鼓舞，对整个脊柱和神经系统都有益。由于消化火（agni）的增加，这个体位还可以有助于消化，消化火燃烧脂肪并帮助治疗便秘。这是前一个体位三角伸展式（Utthita Trikonasana）的相反姿势。

注 意

在做这个日常练习时，不要超越自己的极限。如果感觉背部有任何不适，立即停止转动。当适应性和柔韧性得到提高，你就能够做得更深。

← Ekam 1：吸气
（Vinyasa 1）跳到右侧，双腿分开并抬起手臂，然后遵循 48 页 Vinyasa 2 的指示。眼睛直视前方。

↑ Samasthitih 0：呼气
以山式（Samasthitih）姿势站立（见 44 页）。当你从一个体位到另一个体位，山式在集中注意力和平衡呼吸上变得更加有益。

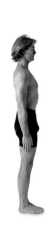

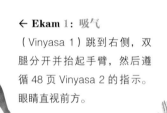

→ Dve 2：呼气
（Vinyasa 2）脚和脸右转。整个身体转向右边，手臂保持向外伸展。臀部和肩膀位于前脚正上方，上身往前弯曲 90 度保持脊椎与地板平行。看着右腿。向外伸展的手臂、暂时看脚／地板的凝视点两者结合确保平衡。

↑ Dve 2：继续呼气
开始倾斜转身，像一只鸟——右翅膀向上，左翅膀向下。右手上举，左手紧放在右脚旁边的垫子上。看着地板，只有胸椎在扭转，腰椎保持水平伸展。保持骨盆正对根基。

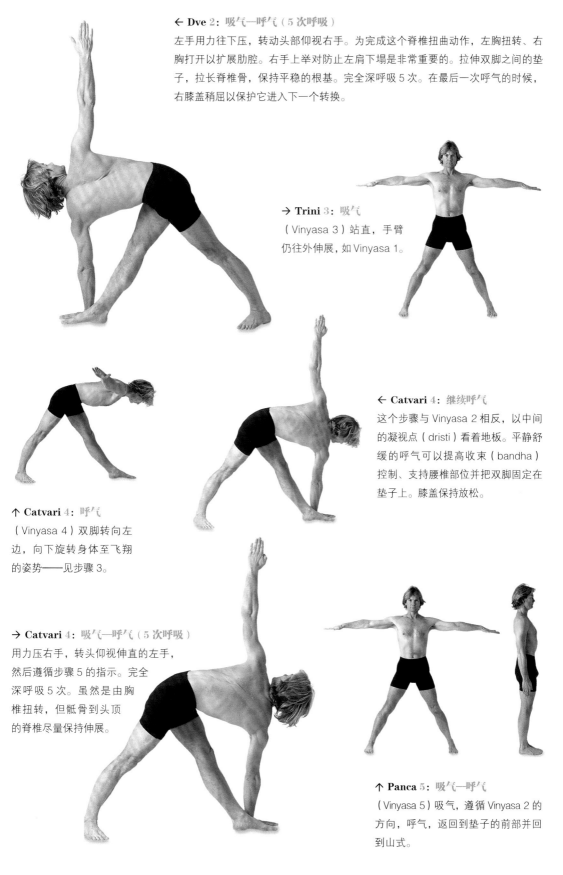

← **Dve 2**：吸气—呼气（5 次呼吸）

左手用力往下压，转动头部仰视右手。为完成这个脊椎扭曲动作，左胸扭转、右胸打开以扩展肋腔。右手上举对防止左肩下塌是非常重要的。拉伸双脚之间的垫子，拉长脊椎骨，保持平稳的根基。完全深呼吸 5 次。在最后一次呼气的时候，右膝盖稍屈以保护它进入下一个转换。

→ **Trini 3**：吸气

（Vinyasa 3）站直，手臂仍往外伸展，如 Vinyasa 1。

← **Catvari 4**：继续呼气

这个步骤与 Vinyasa 2 相反，以中间的凝视点（dristi）看着地板。平静舒缓的呼气可以提高收束（bandha）控制、支持腰椎部位并把双脚固定在垫子上。膝盖保持放松。

↑ **Catvari 4**：呼气

（Vinyasa 4）双脚转向左边，向下旋转身体至飞翔的姿势——见步骤 3。

→ **Catvari 4**：吸气—呼气（5 次呼吸）

用力压右手，转头仰视伸直的左手，然后遵循步骤 5 的指示。完全深呼吸 5 次。虽然是由胸椎扭转，但骶骨到头顶的脊椎尽量保持伸展。

↑ **Panca 5**：吸气—呼气

（Vinyasa 5）吸气，遵循 Vinyasa 2 的方向，呼气，返回到垫子的前部并回到山式。

侧角伸展式

Utthita Parsvakonasana Vinyasa：5；花儿：第 2 & 4；凝视点：手

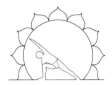

Utthita 可以阐释为"延伸的"，parsva 的意思是"侧边的"，kona 的意思是"角度"。这个有强度的侧伸是个力量型的姿势，它是战士系列（Virabhadrasana，见 72—73 页）的变化，带动腹股沟和脊椎的完全伸展。当你的腿部以半起跑的姿势站立而支撑整个身体时，脊椎要保持一条直线。这个能量线，从后脚的外边缘一直到手指尖，就如武士的矛——能量从脚向上移动至伸展的手。膝盖抵入支撑的手臂，两者间对抗的力量帮助纠正腿部的排列和根基，为腹股沟的打开提供方便。

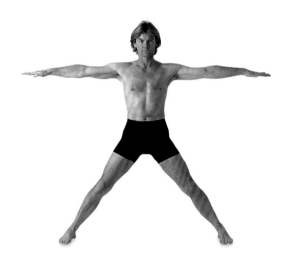

← Ekam 1：吸气
（Vinyasa 1）跳到右侧——如 48 页中的步骤 2。这里仅有的区别是双脚需要站得更宽——大约 1.2 米（4 英尺）。

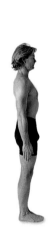

↑ Samasthitih 0：呼气
呼气，以山式（Samasthitih）站稳（见 44 页）——看鼻尖凝视点（nasagrai dristi），意识集中于会阴收束（mula bandha）。

→ Dve 2：呼气
（Vinyasa 2）右脚向右转 90 度，并保持脊椎与地面垂直，右膝弯曲 90 度，转头看着右手。肩膀垂直于脚中线之上。向右伸展脊椎，把右手掌平放在右脚外边的垫子上。左手臂向上伸展从而打开胸腔，右膝盖紧挤右腋窝。

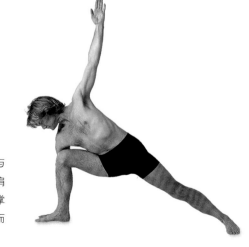

← Dve 2：吸气—呼气（5 次呼吸）

转动伸展的手臂并伸过头顶，在左脚的外缘和左手指尖之间创造一条长长的直线。头转向腋窝并沿着手臂看着左手凝视点（hastagrai dristi）。使用右膝和右臂之间的反作用力打开左胸、腹部、髋部和大腿。尽量保持肋腔两边的平等，用力做收腹收束（uddiyana bandha），往下缩拢尾骨以避免弓背。完全深呼吸五次。

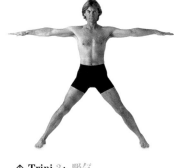

↑ Trini 3：吸气

（Vinyasa 3）还原到 Vinyasa 1（第一个计数）中手臂向外伸展的姿势。

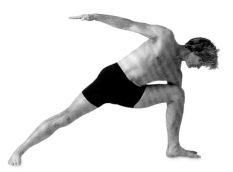

← Catvari 4：呼气

（Vinyasa 4）遵循 Vinyasa 2（第二个计数）的指令将左右方向互换，转换到身体的另一边，当往下移动进入这个姿势时，注意保持两脚之间正确的距离并保持脊椎的垂直。

→ Catvari 4：吸气—呼气（5 次呼吸）

旋转右肩关节，如步骤 4 把手臂上举，这与打网球相似——设想够不着球，却尽力保持伸展去击到它。防止肋骨外张，这样会使肩膀和颈部间的部位靠拢，并应该保持它柔软地打开。通过脊椎旋转身体，把头转向腋窝并顺着手臂注视右手凝视点（hastagrai dristi）。完全深呼吸 5 次。

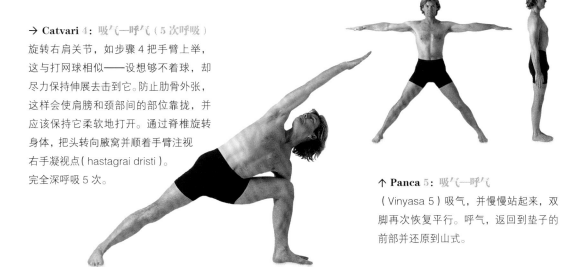

↑ Panca 5：吸气—呼气

（Vinyasa 5）吸气，并慢慢站起来，双脚再次恢复平行。呼气，返回到垫子的前部并还原到山式。

侧角扭转侧伸展式

Parivrtta Parsvakonasana　Vinyasa：5；花儿：第 2 & 4；凝视点：手

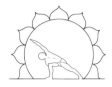

　　Parivrtta 的意思是"扭转"，parsva 的意思是"侧边的"，kona 的意思是"角度"。这个体位（asana）是第一级中的第二个脊椎扭转。如果想正确地完成它需要对呼吸有更好的控制。前 5 个站立的体位继续发展在拜日式（见 30—33 页）中引出的原理，但是在扭转侧角式这个体位中的强有力的扭曲，进一步发展了呼吸与收束（bandha）的结合（见 25—28 页）。这个体位中的挑战是呼气时完全转到根基，而不进行额外的呼吸，然后保持持续、平缓流畅的无限制的呼吸。会阴收束（mula bandha）和收腹收束（uddiyana bandha）的发展引领呼吸进入肺部，从而帮助肋腔的扩展。

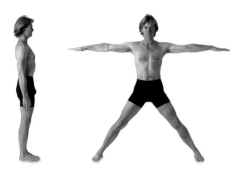

↑ Ekam 1：呼气—吸气

呼气，以山式（Samasthitih）站稳（见 44 页）。
（Vinyasa 1）然后，吸气跳向右边，双臂打开与肩同高。

↓ Dve 2：呼气

（Vinyasa 2）右脚往外转 90 度，左脚稍微内转。膝盖弯曲 90 度，转头，意识集中于右手。右手放在右大腿的边上，以手肘带动，弯曲左手臂移过右大腿中线之上。通过右手抵压右大腿的反作用力完全扭转并拉长胸椎，同时保持腰椎的伸展。

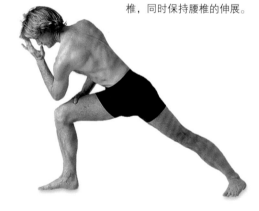

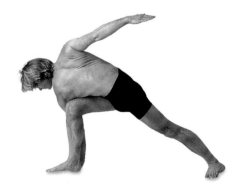

← Dve 2：继续呼气

（Vinyasa 2）继续保持对大腿的压力，屈身并往右下方旋转直至左腋窝放在右大腿之上。伸直并往下扭转左臂把左手平放至垫子上。放开支撑大腿的右手臂并伸直，准备翻转。左脚向下压，骨盆向下坐。

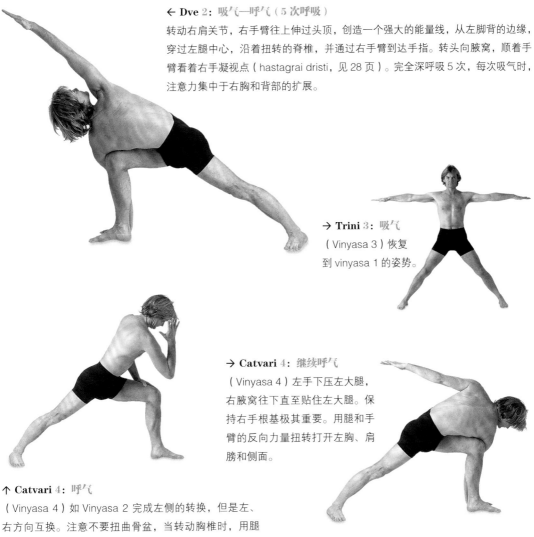

← Dve 2：吸气—呼气（5 次呼吸）

转动右肩关节，右手臂往上伸过头顶，创造一个强大的能量线，从左脚背的边缘，穿过左腿中心，沿着扭转的脊椎，并通过右手臂到达手指。转头向腋窝，顺着手臂看着右手凝视点（hastagrai dristi，见 28 页）。完全深呼吸 5 次，每次吸气时，注意力集中于右胸和背部的扩展。

→ Trini 3：吸气

（Vinyasa 3）恢复到 vinyasa 1 的姿势。

→ Catvari 4：继续呼气

（Vinyasa 4）左手下压左大腿，右腋窝往下直至贴住左大腿。保持右手根基极其重要。用腿和手臂的反向力量扭转打开左胸、肩膀和侧面。

↑ Catvari 4：呼气

（Vinyasa 4）如 Vinyasa 2 完成左侧的转换，但是左、右方向互换。注意不要扭曲骨盆，当转动胸椎时，用腿部的力量保持髋部的平衡。

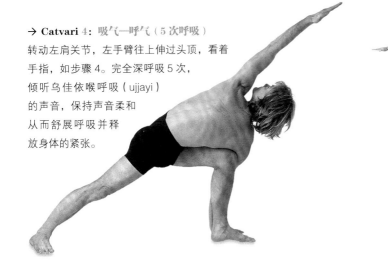

→ Catvari 4：吸气—呼气（5 次呼吸）

转动左肩关节，左手臂往上伸过头顶，看着手指，如步骤 4。完全深呼吸 5 次，倾听乌佳依喉呼吸（ujjayi）的声音，保持声音柔和从而舒展呼吸并释放身体的紧张。

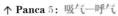

↑ Panca 5：吸气—呼气

（Vinyasa 5）吸气，放松扭转，身体慢慢地站直，双脚平行。伸展肩膀至指尖的部位。呼气，跳回到垫子前部，还原到山式。

双角式A

Prasarita Padottanasana A Vinyasa：5；花儿：第3；凝视点：鼻尖

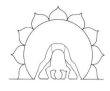

单词 prasarita 的意思是"展开"，pada 意为"脚"，uttana 意为"强度伸展"。腿张开伸展与我们已经学过的站立前屈姿势相似（见 44—45 页），但这里初学者可能需要一些辅助措施来帮助他们在不丧失平衡或跌倒的前提下把头放在垫子上。因此，这个体位（asana）是评定你的柔韧性的好标尺。举例说，如果你已经限制了髋关节的旋转并且确实需要一些辅助措施，那么这是你应该停止的一个预示——不要进行任何更深层次的练习，除非你不需要任何的帮助就可以完成这个体位。双角式有四个变化——A、B、C 和 D（见 56—63 页），每个变化都有五个串联体位（vinyasa，呼吸运动同步）。

提 示

在每个序列中，都有一个不计数的姿势，特别设计用来培养收束（bandha）的运用（见 25—28 页）。

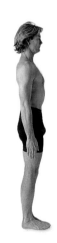

↑ Samasthitih 0
呼气，以山式（Samasthitih）站稳（见 44 页）。

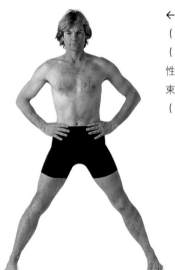

← Ekam 1：吸气
（Vinyasa 1）跳到右侧，双脚距离为 1—1.2 米（3—4 英尺）并保持平行。（这个距离随着柔韧性增加而减小。）把手放在下腹上以感受收腹收束（uddiyana bandha）的效果。看着鼻尖凝视点（nasagrai dristi，见 28 页）。

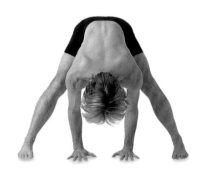

→ Dve 2：呼气
（Vinyasa 2）膝盖稍屈，身体从髋关节处折叠向前弯曲，同时两手分开放在垫子上，同肩宽——如果你是个初学者，可以把手放在脚趾的前方，但最终手指和脚趾应该排成一条直线。

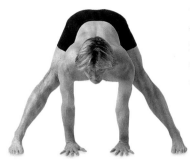

←（不计数）吸气

手向下紧压，伸直手臂，看着第三眼凝视点或地平线。用呼吸和收束（bandha）的能量拉长脊椎前线。拉长并运用股四头肌。后下背不能下塌，也不能过分向上弓起。

→ Trini 3：呼气—吸气（5次呼吸）

（Vinyasa 3）膝盖稍屈以放松髋部和踝关节，踝关节弯曲，身体向前弯曲，把身体的重心转移到手上。屈肘，头往下放在垫子上。刚开始头部会位于手的前方，但最终你将能够舒服地把头放在两手之间。注视鼻尖凝视点，完全深呼吸5次。

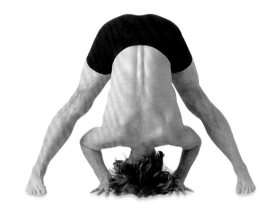

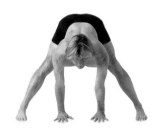

↑ Catvari 4：吸气

（Vinyasa 4）像在 vinyasa 2 中打开。

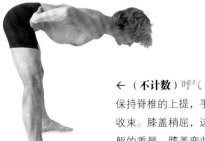

←（不计数）呼气

保持脊椎的上提，手离开垫子上再次接触收腹收束。膝盖稍屈，这样由腿部肌肉支撑前倾身躯的重量。膝盖弯曲和收腹收束的应用可以在进入下一个转换中保护后背。

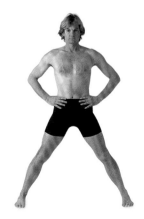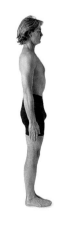

← Panca 5：吸气—呼气

吸气，保持与收腹收束的接触，起身直立。呼气，跳回到垫子前部，还原到山式。

双角式B

Prasarita Padottanasana B Vinyasa：5；花儿：第3；凝视点：鼻尖

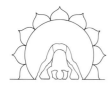

在双角式 B 第二个向两旁伸展的体位中，你可以感觉到是否达到对收腹收束（uddiyana bandha，见 26—27 页）的正确应用，因为在整个系列中你的双手仍然放在下腹上。如果你强行进入这个体位（asana）中，你的腹壁就会变硬，从而导致胸骨和耻骨之间的距离缩短。这种缩短会限制吸气的深度和力量，然后，腹部的这种压力会传递到身体的其他部位。当这种问题继续发展下去，你的双腿就会变硬，然后这种僵硬会延伸到下背部位。为了避免这些情况发生，你需要感受收腹收束的微妙，这将会给你放松下腹壁提供所需的安全，且放松和拉长后腰。

> **提 示**
>
> 和步骤 5 相反，通过把脚趾稍微向内转，你可以建立一个更牢固的根基，这样可以帮助向外旋转大腿。

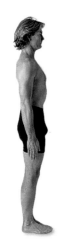

↑ Samasthitih 0：
呼气

呼气，以山式（Sa-masthitih）站稳（见44页）。

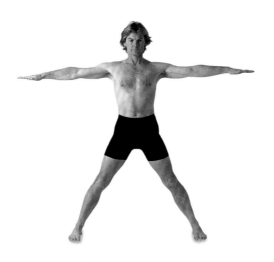

↑ Ekam 1：吸气
（Vinyasa 1）跳向右边，双脚距离为 1—1.2 米（3—4 英尺）并保持平行——B 式比 A 式（见 56—57 页）稍难，所以如果有必要，双脚之间的距离可以迈得更宽。双脚迈开时，手臂向外伸展，与地板平行。控制收束（bandha），引导吸气往上，感觉内部能量由指尖流出。直视水平线方向。

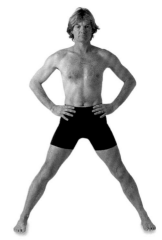

↑ Dve 2：呼气
（Vinyasa 2）把手放在下腹上，感觉收腹收束。这个姿势与双角 A 的 Vinyasa 1 相同，只不过是通过呼气而不是吸气来感受收腹收束的作用。把视线收回，看鼻尖。

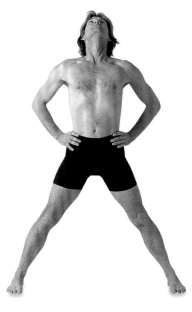

←（不计数）吸气

保持与收腹收束的接触，打开心胸。不要过于伸展，把骶骨和尾骨往外推。意识集中于往下收缩尾骨，拉长腰椎，稳固股四头肌。保持后颈部的长度，仰视第三眼凝视点（dristi，见 28 页）或天空。

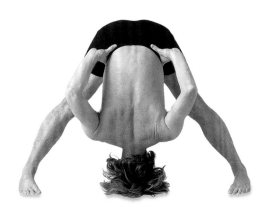

↑ Trini 3：呼气—吸气（5 次呼吸）

（Vinyasa 3）膝盖稍屈，身体从髋关节处折叠式地向前弯曲，头放在双脚之间的垫子上。看鼻尖凝视点，完全深呼吸 5 次，继续感受呼吸和收腹收束之间的关系。如果你的头部还没有接触到地板，膝盖再稍微弯曲一点。然后，将部分重心转移到头部，伸直双腿。同时，尽量向外向上旋转股四头肌。

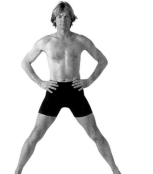

↑ Catvari 4：吸气

（Vinyasa 4）膝盖稍屈，还原到 Vinyasa 2 的姿势，但这次看着鼻尖凝视点，或直视前方。确定双脚平行，向上拉膝盖骨和大腿。

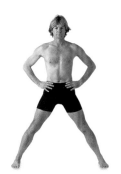

↑（不计数）呼气

手放在收束上，保持这个姿势一次完全的呼气时间，双腿站稳并检查收腹收束。

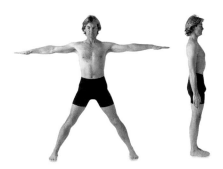

↑ Panca 5：吸气—呼气

（Vinyasa 5）吸气，手臂张开同肩高，感觉能量往上流动，通过身体至指尖。呼气，双脚跳回到垫子前部，还原到山式。

双角式C

Prasarita Padottanasana C　Vinyasa：5；花儿：第3；凝视点：鼻尖

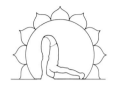

　　在双角式 C 第三个侧伸展中，你需要把双手在背后连接起来。正是双手"向上的连接"，使它成为这四个变化式中最难的一个。前两个动作为我们把注意力集中于收腹收束（uddiyana bandha，见 26—27 页）做好准备。在这里为避免跌倒遵循"外形跟随功能"（见 44 页）的原理是至关重要的。通过使用正确的收束（bandha）控制，你可以自信地把身体向下倾，把头放在垫子上，从髋部"下垂"。会阴收束（mula bandha）的正确应用能使双腿在垫子上坚定不动形成一个安全的根基，而收腹收束能帮助放松髋关节，并放松肩膀以便向垫子旋转放下手臂。

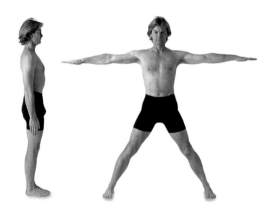

↑ **Ekam 1：呼气—吸气**
（Vinyasa 1）从山式（Samasthitih）的呼气开始，吸气，向右边迈或跳开，抬手臂至肩高，直视前方。

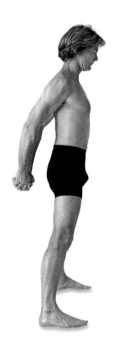

← **Dve 2：呼气**
（Vinyasa 2）保持手臂的伸展，向前旋转肩关节，把手往下放至背后手指交叉。伸直手臂上提远离臀部，并把视线收回，注视鼻尖。

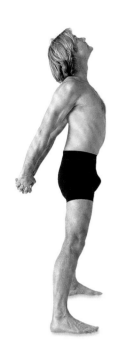

← 不计数：吸气

现在，肩膀往后旋转，打开心胸。手臂尽可能举高，尾骨向下，脊椎后仰起以便拉长。头部不能往下掉，那将"阻塞"颈后部并限制吸气。伸直双腿，视线转移到第三眼凝视点（dristi），或看着天空。

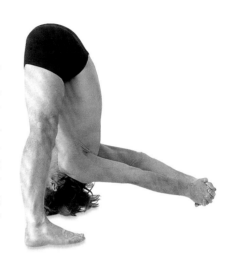

→ Trini 3：呼气—吸气（5次呼吸）

（Vinyasa 3）膝盖稍屈，身体从髋关节处折叠向前弯曲，同时把头放在两腿之间。收缩下巴至胸骨，手往下放至身后的地板上。伸直双腿。注视着鼻尖凝视点（nasagrai dristi）并完全深呼吸5次。意识集中于呼吸的节奏——自由流畅的乌佳依喉呼吸（ujjayi，见25页），它与收束的结合可以使你在放松肩关节和把手臂放松至地板上时，保持身体平衡而不至于跌倒。

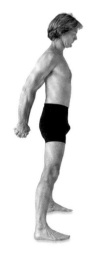

↑ Catvari 4：吸气—呼气

（Vinyasa 4）吸气，保持双手交叉，膝盖稍屈，然后起身。保持双手相握的状态，完全呼气（不计数）。继续发挥腿部力量，视线往下直视前方。

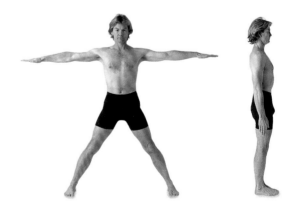

↑ Panca 5：吸气—呼气

（Vinyasa 5）吸气，手臂往外打开同肩高，感觉能量通过身体往上，再通过指尖流出。呼气，双脚跨回到垫子前部，还原到山式。

双角式D

Prasarita Padottanasana D　Vinyasa：5；花儿：第3；凝视点：鼻尖

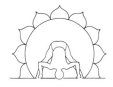

通过前面三个双角式变化的重复（见56—61页），你的髋关节和双腿经历了一次有力的伸展体验。在这个体位中，这最后一个侧伸展的变化式，你可以把腿稍微往里靠近一点以享受更深程度的伸展。双腿的最后距离由脊椎的长度和髋关节的柔韧度来决定。髋关节打得越开，双脚就会靠得越近。来自收束（bandha，见25—28页）控制中的内部能量最终能让你的身体折叠成两半，而不需要头部支撑身体的任何重量。

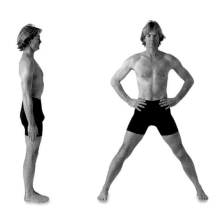

↑ Ekam 1：呼气—吸气

（Vinyasa 1）从山式（Samasthitih）呼气开始，吸气，迈或跳向右边，把手带到腹锁（uddiyana bandha），直视前方。

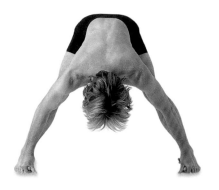

↑ Dve 2：呼气

（Vinyasa 2）膝盖稍屈，身体从髋关节处折叠向前弯曲，两只手的食指和中指抓住大脚趾。正确的抓握方法是把手的食指和中指塞进大脚趾和二脚趾之间，拇指压进垫子。

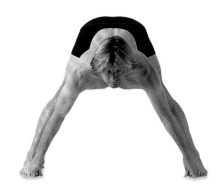

← 不计数：吸气

拇指下压，伸直手臂并注视第三眼凝视点（dristi），或水平方向注视，使用呼吸和收束的力量拉长脊椎前部。伸直并有效运用股四头肌。下背不能下塌，也不能过分向上弓，头不能仰视过高——这有可能会造成后颈部的阻塞。

→ Trini 3：呼气—吸气（5次呼吸）

（Vinyasa 3）向下看，膝盖稍微弯曲，放松髋关节和踝关节。屈肘，向前屈身，重心转移到脚这个牢固的根基上。头顶往下至头部轻触垫子。尽量把头和双脚排成一条直线。有效运用股四头肌，向上旋转大腿以至感觉好像在伸展两脚之间的垫子。注视鼻尖凝视点（nasagrai dristi）并完全深呼吸5次。

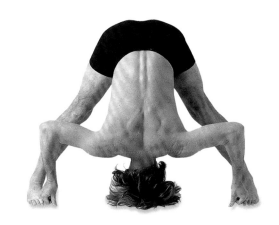

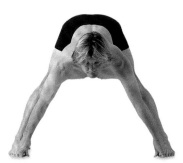

← Catvari 4：吸气

（Vinyasa 4）拇指下压，伸直手臂并看着第三眼凝视点，或注视水平线方向，如步骤4。

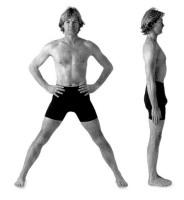

↑ Panca 5：吸气—呼气

吸气，遵照步骤2的指令保持与收腹收束的联系。呼气，双脚跳回到垫子前部，还原到山式。

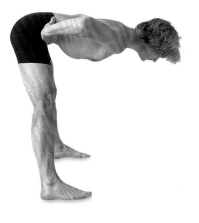

→ 不计数：呼气

保持脊椎上提，手离开垫子，再次接触收腹收束（uddiyana bandha）。膝盖稍屈，以至由腿部肌肉支撑身躯前倾的重量。膝盖和收腹收束的默契配合将在下一个转换中保护腰部。

加强侧伸展式

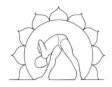

Parsvottanasana　　Vinyasa：5；花儿：第 2 & 4；凝视点：脚趾

Parsva 意味着"向侧边"，而 uttana 的意思是"剧烈地伸展"。这个站立前屈姿势是接下来的站立腿上提式的必要前奏（见 66—67 页），为把支点转移到单个脚上做好准备。在这里，髋部保持平衡，与后腿的姿势保持水平。手臂在背后上提，以反手祈祷姿势紧压在一起，双手间的压力帮助伸直脊椎。这个与祈祷相反的姿势还可以打开肩关节，它与对脊椎间施加的压力一起打开胸腔，以便让你尽量伸展前脚，前脚的腿筋则得到高强度的伸展。

← Ekam 1：吸气

（Vinyasa 1）吸气，迈向右边，双脚距离 60—90 厘米（23—36 英寸）并保持平行。迈脚的同时，把手臂绕至背后，肩膀向前旋转。手背沿着背部向上滑动直至小指外侧相互接触。手掌相互挤压，小指和胸椎成一条直线。直视前方。

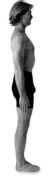

↑ Samasthitih 0：呼气

以山式（Samasthitih）站稳（见 44 页）。

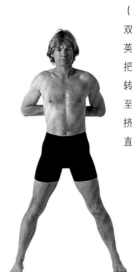

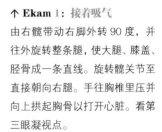

↑ Ekam 1：接着吸气

由右髋带动右脚外转 90 度，并往外旋转整条腿，使大腿、膝盖、胫骨成一条直线。旋转髋关节至直接朝向右腿。手往胸椎里压并向上拱起胸骨以打开心脏。看第三眼凝视点。

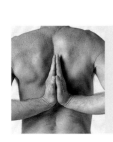

此姿势适合在赤裸的皮肤上做，当手顺着脊椎往上滑时汗水可以润滑双手。手掌相互紧挤挤压脊椎可以帮助释放肩部的紧张并打开心脏部位。

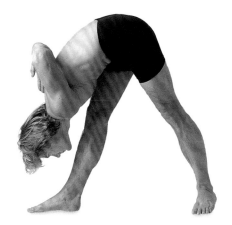

← Dve 2：呼气—吸气（5 次呼吸）

（Vinyasa 2）右膝盖稍屈，身体往右腿上折叠。感觉在拉伸两脚之间的垫子，往上拉膝盖骨和大腿。为更好地拉长身体前部，往上至头部方向引导双手的力量。身躯沿着右腿成一条直线。注视脚趾凝视点（padhayoragrai dristi，见 28 页），完全深呼吸 5 次。

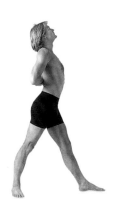
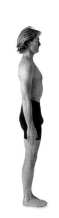

↑ Trini 3：吸气

（Vinyasa 3）还原到 Vinyasa 1 展示的姿势，然后遵循 Vinyasa 2 的指示转向左边，左右方向互换。注意，当转向时，保持两个脚跟在一条直线上，当弯曲背部时，保持尾骨往里。

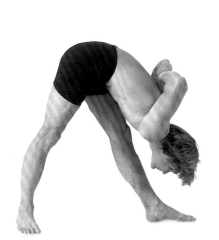

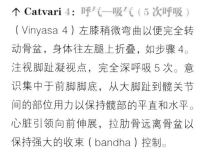

↑ Catvari 4：呼气—吸气（5 次呼吸）

（Vinyasa 4）左膝稍微弯曲以便完全转动骨盆，身体往左腿上折叠，如步骤 4。注视脚趾凝视点，完全深呼吸 5 次。意识集中于前脚脚底，从大脚趾到髋关节间的部位用力以保持髋部的平直和水平。心脏引领向前伸展，拉肋骨远离骨盆以保持强大的收束（bandha）控制。

↑ Panca 5：吸气—呼气

（Vinyasa 5）吸气，慢慢地起身，转动双脚以让它们重新平行。呼气，站在垫子的前部，还原到山式。

站立腿上提式

Utthita Hasta Padangusthasana

Vinyasa：14；花儿：第 2，4，7，9，11 & 14；凝视点：脚趾 & 侧边

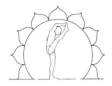

Utthita 意为"伸展的"，hasta 的意思是"手"，而 padangustha 意为"大脚趾"。这个有力的姿势是第一个完全以一只脚站立的姿势，收束（bandha，见 25—28 页）对保持这个姿势的正中稳定是十分必要的，手自然地放在收腹收束（uddiyana bandha）上确保它的持续运用。同样，你的髋部必须保持一个平面，只是上提的脚从前面移动到侧边，然后又还原到前面。然而，你的身躯始终保持中心位置，站立的那只脚作为整个身体的一个根基。之前所有的站立式体位（asanas）的运行要素都为这个动作做准备。

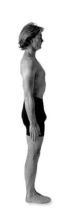

↑ Samasthitih 0：呼气
以山式（Samasthitih）
站稳（见 44 页）。

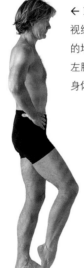

→ Ekam 1：呼气
右脚向上弯曲，用右手的食指和中指抓住大脚趾（大脚趾同样勾住手指）。向上拉左腿的膝盖骨和大腿，伸直脊椎并站直。

← Ekam 1：吸气
视线从鼻尖延至地上 3.5 米（12 英尺）远的地方，把手放在下腹上以接触收腹收束，左膝稍屈，然后右脚踝稍微上提离地，把身体重心转移到左脚。

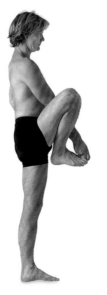

↑ Ekam 1：吸气
（Vinyasa 1）站立的左脚作为一个强健的支点，保持髋部平衡并成一平面，伸直右腿，上提脚趾至视线水平，脚趾绷起以帮助引导腿部向上。脚趾拉右手臂，以帮助肩膀保持水平方向。如果这个平衡很牢固，就把视线转移到脚趾上。

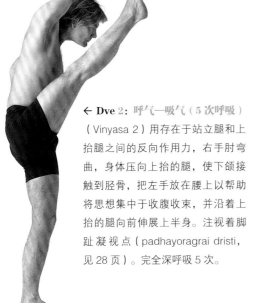

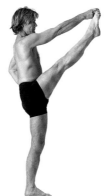

← Trini 3：吸气

（Vinyasa 3）把身体往后提，离开上抬的腿并站直——如 Vinyasa 1。

← Dve 2：呼气—吸气（5 次呼吸）

（Vinyasa 2）用存在于站立腿和上抬腿之间的反向作用力，右手肘弯曲，身体压向上抬的腿，使下颌接触到胫骨，把左手放在腰上以帮助将思想集中于收腹收束，并沿着上抬的腿向前伸展上半身。注视着脚趾凝视点（padhayoragrai dristi，见 28 页）。完全深呼吸 5 次。

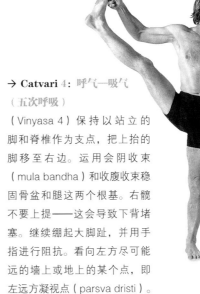

→ Catvari 4：呼气—吸气（五次呼吸）

（Vinyasa 4）保持以站立的脚和脊椎作为支点，把上抬的脚移至右边。运用会阴收束（mula bandha）和收腹收束稳固骨盆和腿这两个根基。右髋不要上提——这会导致下背堵塞。继续绷起大脚趾，并用手指进行阻抗。看向左方尽可能远的墙上或地上的某个点，即左远方凝视点（parsva dristi）。完全深呼吸 5 次。

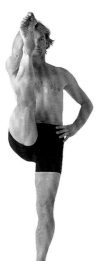

← Panca 5，Sat 6：吸气—呼气

（Vinyasa 5）旋转上抬的脚至前方，接着呼气，如 Vinyasa 6，再次折叠身体至下颌贴近胫骨，如 Vinyasa 2。

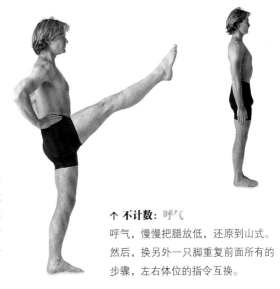

→ Sapta 7：吸气—呼气（5 次呼吸）

（Vinyasa 7）再次站直，继续伸展上抬的脚，从大脚趾中放开手指并把右手往下放在下腹。用双手接触收腹收束并把内部能量往外输送到前绷的脚趾。保持脚在没有手的支撑下上提，完全深呼吸 5 次，同时注视脚趾凝视点。

↑ 不计数：呼气

呼气，慢慢把腿放低，还原到山式。然后，换另外一只脚重复前面所有的步骤，左右体位的指令互换。

半莲花站立前屈式

Ardha Baddha Padmottanhasana

Vinyasa：9；花儿：第 2 & 7；凝视点：鼻尖

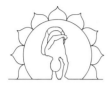

在梵语中，ardha 意为 "半"，baddha 意为 "捆绑的"，padma 的意思是 "莲花"，而 uttana 的意思是 "剧烈地伸展"。这是个很高级的单腿站立平衡体位，需要特别注意对双膝的保护。这是非常重要的，因为净化过程已在站立的体位中开始，这个功效被这个姿势中的莲花捆绑式增强。在其中被绑住的脚和手的血液供应明显地减少，在前屈的过程中，弯曲的腿的脚后跟分别往脾和肝脏上挤压。当从这个姿势中退出时，新鲜的、氧化过的大量血液流回器官和四肢，改善了整个血液循环。自由的那只手帮助增强脚的根基稳定。

注　意

在脚和腿还没有摆到正确的位置之前，请不要向前折叠，否则你的膝盖将会产生不必要的压力，这将会导致损伤。如果这个姿势没做正确，不要再往前继续进行下面的系列。

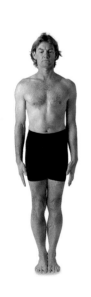

↑ **Samasthitih 0：呼气**
以山式（Samasthitih）
站稳（见 44 页）。

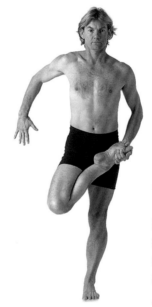

← **Ekam 1：吸气**
（Vinyasa 1）不用手，抬高右膝盖，脚沿着胸腔的中轴线朝上送。把脚保持在中轴线，打开髋部并让右膝向右侧下垂。此时，用手抓住右脚并把大腿骨往后拉，以最大化地打开髋部。小腿肌肉放松，把脚后跟放在耻骨上面的下腹上。用左手把脚保持在这个位置上，右臂往外伸展并开始在背部之后绕过。

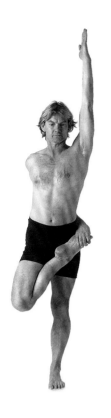

← **Ekam 1：接着吸气**

（Vinyasa 1）右手继续绕着背部伸展，直到可以抓住左手手肘或手腕，右手向下滑动抓住右脚以完成捆绑。然后，左手向上伸直，注视鼻尖凝视点（nasagrai dristi）。

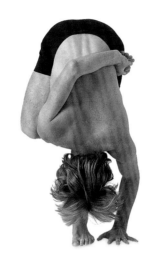

← **Dve 2：呼气—吸气（5 次呼吸）**

（Vinyasa 2）膝盖稍屈以便脚踝弯曲，髋部转动。髋部保持水平方向，向前屈身并把左手放在左脚旁边的垫子上，向上拉膝盖和大腿，手和脚同为根基以帮助避免站立脚的膝关节超伸。注视着鼻尖凝视点，完全深呼吸 5 次。

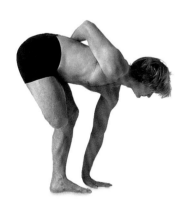

↑ **Trini 3：吸气—呼气**

（Vinyasa 3）吸气，右手用力下压，身体向前伸展。向上看向地平线。呼气，向下看，保持这个姿势以确保收束（bandha）的有效应用。在呼气结束时，把身体的重心从手上转移到站立的脚上，同时弯曲膝盖。

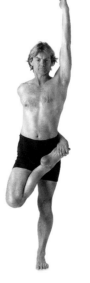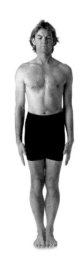

↑ **Catvari 4，Panca 5：吸气—呼气**

（Vinyasa 4）吸气，慢慢地通过左腿站立，左手臂向上伸直，注视着鼻尖凝视点。（Vinyasa 5）呼气，放开脚，放低右腿，还原到山式。重复上面的步骤做左边（vinyasa），但左右方向互换。

猛烈式（幻椅式）

Utkatasana　Vinyasa：13；花儿：第 /；凝视点：向上

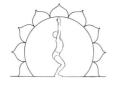

　　Utkata 的意思是"猛烈的"或"有力的"。在这里，我们要回到拜日式（Surya Namaskara，见 30—33 页）用以进入和退出被称之为猛烈姿势的体位（asana）。幻椅式标志着被称作"战士系列"的开始。当你往下深坐在一个虚拟的椅子中时，这个姿势有力地伸展了跟腱和胫骨。手掌以向上祈祷的姿势紧压在一起，手臂用力向上伸直。同时，骶骨和尾骨向后延展，拉长脊椎，准备进入坐姿。

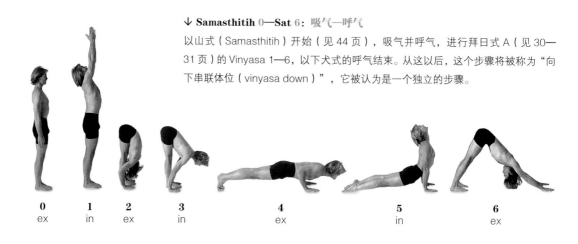

↓ Samasthitih 0—Sat 6：吸气—呼气

以山式（Samasthitih）开始（见 44 页），吸气并呼气，进行拜日式 A（见 30—31 页）的 Vinyasa 1—6，以下犬式的呼气结束。从这以后，这个步骤将被称为"向下串联体位（vinyasa down）"，它被认为是一个独立的步骤。

0	1	2	3	4	5	6
ex	in	ex	in	ex	in	ex

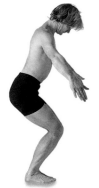

← Sapta 7：吸气

（Vinyasa 7）向前看双手之间的一点，双腿跳至两手之间，往脚后跟、胫骨和大腿上坐，尾骨向后向下，拉长后颈部，双臂向两侧抬起。

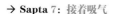

→ Sapta 7：接着吸气

（Vinyasa 7）继续看着垫子以拉长和放松颈部和肩膀，手臂上抬，肩膀往下旋转，双手合拢并以祈祷姿势向上伸展，仰视上方天空凝视点（urdhva dristi），完全深呼吸 5 次。

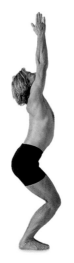

↓（不计数）呼气

膝盖保持弯曲，手往下放在脚的两侧，同肩宽。看着垫子前方，手紧压垫子。

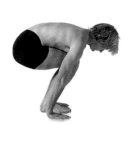

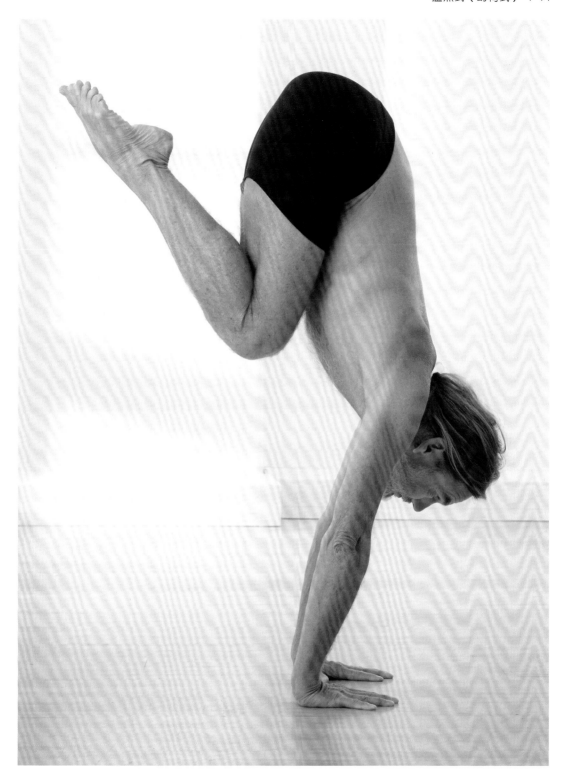

↑ Astau 8：吸气

（Vinyasa 8）双手继续紧压垫子，肩膀尽量移至手腕的前方。使用会阴收束（mula bandha）和收腹收束（uddiyana bandha），以手为根基上举身体。在整个吸气过程中脚和膝盖内收以保持平衡。呼气，还原到拜日式 A 的第四个姿势，然后再还原到 73 页步骤 8 中所描述的"向上串联体位（vinyasa up）"。

战士系列

Virabhadrasana　Vinyasa：16；花儿：第7，8，9 & 10；凝视点：向上 & 手

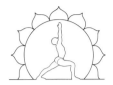

　　Vira 意为"英雄"，virabhadra 本身是由印度神希瓦（Lord Shiva）创造的。希瓦从他那杂乱的头发中拔出一把锁，扔到地上，一个强壮的战士从中跳出来并服从他的命令。战士系列是对站立姿势的有力总结，把你带回到开始——拜日式（Surya Namaskara，见 30—33 页）。

这次，不是流畅的连接在战士式中转换，而是有 5 次深呼吸。你将会体验到前跨的力量和静止的能量。你的手臂就像战士的剑那般直，第一次以祈祷的姿势向上举，然后向两侧张开从而打开心胸。

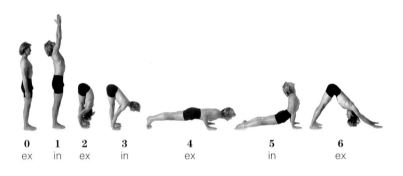

0	1	2	3	4	5	6
ex	in	ex	in	ex	in	ex

↑ 向下串联（vinyasa down）
（Vinyasa 1—6）按照这个运动系列的流程至下犬式（见 70 页）。

→ Sapta 7：吸气—呼气（5 次呼吸）
（Vinyasa 7）吸气，左脚跟内转，与右脚大脚趾成一条直线，右脚向前跨步，并把它置于两手之间，右大拇指的旁边。身体上抬，右臀部向后，左腹股沟向前以把髋部摆正。尾骨向下收缩往骨盆和右大腿上坐，直至膝盖位于右脚正上方。向上伸展手臂双手合拢，注视天空凝视点（urdhva），完全深呼吸 5 次。

↓ Astau 8：吸气
（Vinyasa 8）保持上举的祈祷姿势伸直右腿。右脚内转，左脚外转，转体面向垫子左侧。

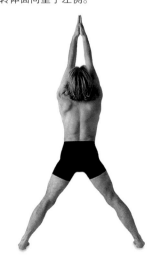

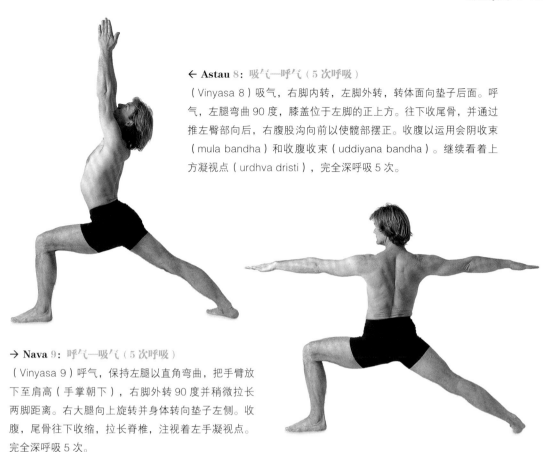

← **Astau** 8：吸气—呼气（5 次呼吸）

（Vinyasa 8）吸气，右脚内转，左脚外转，转体面向垫子后面。呼气，左腿弯曲 90 度，膝盖位于左脚的正上方。往下收尾骨，并通过推左臀部向后，右腹股沟向前以使髋部摆正。收腹以运用会阴收束（mula bandha）和收腹收束（uddiyana bandha）。继续看着上方凝视点（urdhva dristi），完全深呼吸 5 次。

→ **Nava** 9：呼气—吸气（5 次呼吸）

（Vinyasa 9）呼气，保持左腿以直角弯曲，把手臂放下至肩高（手掌朝下），右脚外转 90 度并稍微拉长两脚距离。右大腿向上旋转并身体转向垫子左侧。收腹，尾骨往下收缩，拉长脊椎，注视着左手凝视点。完全深呼吸 5 次。

→ **Dasa** 10：呼气—吸气

（Vinyasa 10）右脚外转至面向垫子前方，膝盖弯曲 90 度。接着重复 Vinyasa 9 的指令，左右调换。保持这个姿势达 5 次完全呼吸，在最后一次呼气时，转体面向前方，手往下放在右脚的两侧，手用力往下推，往上跳，呼气。

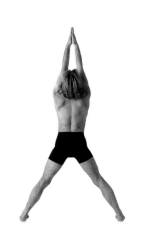

↑ **Dasa** 10：吸气

（Vinyasa 10）重复 Vinyasa 8 的指令，左右方向相反。

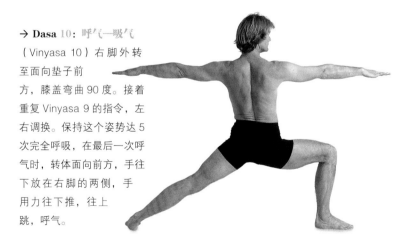

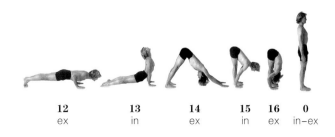

12	13	14	15	16	0
ex	in	ex	in	ex	in-ex

坐式系列

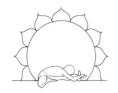

在这个练习阶段，我们从站立为根基转移到以坐为根基，继续把体位（asana）编织到呼吸之线上。不管在进入还是结束坐式体位的过程中，都可以更完全地感受串联体位（vinyasa，见17—21页）的益处。和站立式系列一样，山式（Samasthitih，见44页）是一个中立，归0的姿势，它连接每一个坐式体位的开头和结尾。以这个山式站立，冥想的姿势开头和结尾就有可能让身体成为意识的中心并更有效地调节呼吸。

从山式开始，有7个系列动作可以带领我们进入坐式体位，并有6个系列动作把我们带出这个体位，回到山式。为简化这些指令，我们把带领我们从山式站立一直进入坐式体位的动作称之为"向下串联体位（vinyasa down）"（见72页）；把从坐式体位返回到山式站立的系列动作称之为"向上串联体位（vinyasa up）"（见73页）。只要在哪里有一个姿势要进行两边的重复——换句话说，左边和右边——在它们之间就有一个由3个动作组成的"半个串联体位（half vinyasa）"。非常重要的是，我们要注意有一些姿势拥有特殊的串联体位，它们并不遵循一般的规则。

传统的练习方法被称之为"完全串联"，但也有可能会练习简化形式以半串联代替完全串联体位（向上串联和向下串联），因此是在每一个体位间和左右两边动作间跳跃过去直接到坐式姿势。

在下列坐式系列中，我们将要探讨关于根基的新的领域。在这里，我们直接通过骨盆和地面连接，不再通过腿到骨盆的部位。我们不仅要开始研究与地面的这种新关系，还要开始探究每一次换方向或进入到下一个姿势时我们如何从地板向上举身体并又回到地上。这种上提形式是这个练习固有本质的组成部分，要熟练地完成它需要很长一段时间的练习。

每一次坐式体位都有一个上提，并有个适合的转换退出。对于初学者来说，这些转换是不可能的，除非你的内部力量（收束）和外部力量都得到了充分的发展。初级序列瑜伽（Chrikitsa，见19页）中的大多数坐式体位都集中于前屈，尽管不时也有一些半后仰作为它的反方向的姿势。希瑞·帕塔比·乔伊斯大师在他的教学中说得很清楚，由于内部原因，练习者必须在进行后仰之前练习一些前屈动作。尽管许多人都拥有自然柔韧的脊椎，但他们不一定就拥有支撑后弯的内部力量。这里，在坐式姿势中，我们进一步培养在站立式体位中就已经开始培养的内部力量（收束）。

下一页：这个被称为公鸡式（kukkutasana，见110—111页）的体位，显示了平衡、均衡、优雅和力量的结合。它某方面像公鸡，胸部向前张开，而手看起来像鸡爪。这是可以放松会阴收束（mula bandha）的极少数姿势中的一个。

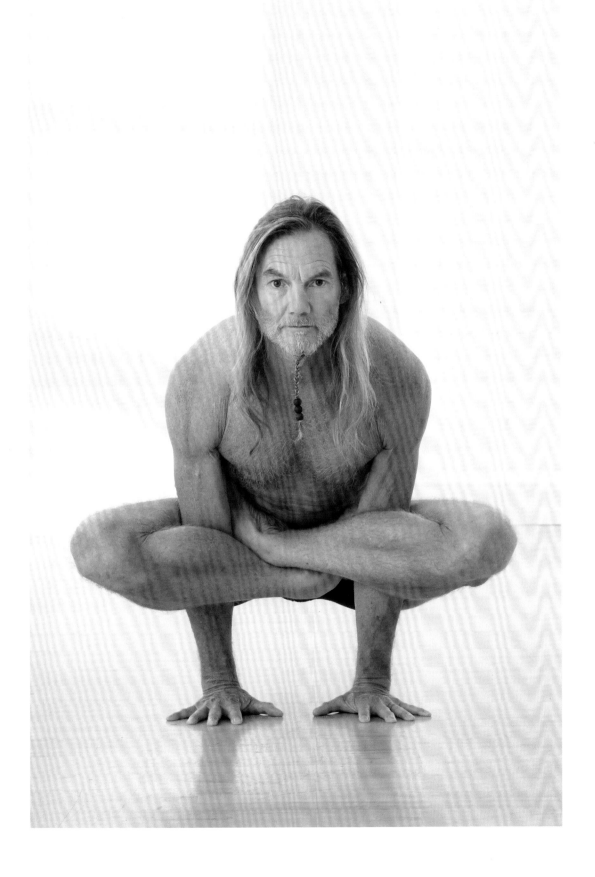

向前穿跃—Sapta 7

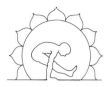

这个系列详述 Vinyasa 7 从下犬式到坐姿棍杖式（Dandasana）中的转换，并显示了向下串联体位最优雅的方面。初学者常常认为他们必须把整个身体穿过双臂，实际上仅仅是脚穿过而已。为更好地理解这个转换，可以把它描述成"把臀部往上提至平衡点，然后坐下"。所有把脚"穿跃"手臂所需要的技巧，都可以在拜日式 A（Surya Namaskara A，见 30—31 页）中学到。如果你在 Vinyasa 3 和 7 中注意培养手腕的力量和柔韧性，你的手就可以为支撑整个身体提供必要的支点。这个系列培养会阴收束（mula bandha）和收腹收束（uddiyana bandha，见 26—27 页），为上提身体到飞行状态提供所需要的内部力量。

提 示

将瑜伽砖放到垫子的中间，在落地之前可以先看着砖跳过去，落地之后看向两手中间。

← Sat 6：呼气

（Vinyasa 6）Vinyasa 到下犬式并注视着肚脐凝视点（nabi chakra dristi，见 28 页）。意识集中于会阴收束和收腹收束。不要拉紧下腹——这会抑制下一次吸气的长度和上提效果。双脚平行并和髋部同宽；双手与肩同宽。手指张开，中指朝前。避免肩膀下塌，因为这会限制呼吸并减少必要的肩部伸展。

→ Sapta 7：继续呼气

（Vinyasa 7）运用收束（bandha，见 25—27 页）进一步呼气，抬头，把凝视点（dristi）从肚脐转移到两手之间的一点，然后先后看垫子的中间（见提示栏）。肩膀朝前移并保持延展，膝盖弯曲并用脚趾立起来。向后摆，准备跃起。现在开始下一次吸气。

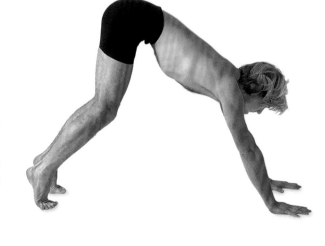

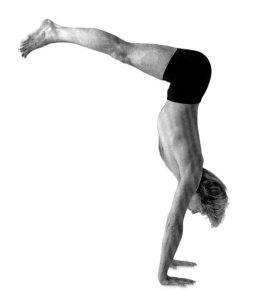

← Sapta 7：吸气

双手下压并跳起，就如跳过一个障碍物，双脚合拢。臀部移动的轨迹是向上的弧形，这样把重心完全转移到手上，以手腕为轴心，把头、肩膀、上背尽量转到前方。现在身体是平衡的，不要向上或向下移动。眼睛注视双手前面的凝视点，用双手和收束防止着地。

→ Sapta 7：继续吸气

吸气，保持腿部的上提动作和收束的运用。进一步向前倾，让平衡中心尽量置于双手的正上方，保持自肩膀处的上提，双腿摆动穿过双臂间的空间，然后把凝视点转移到脚趾（padhayoragrai）。通过注视脚趾，更容易保持与脚的联系和双腿的上提。

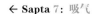

技巧：对于初学者来说，腿交叉变化式是不可缺少的。当你向上跃起时，脚交叉，收缩膝盖至胸腔。尽量跳到平衡点，在双手后面着地，坐在交叉的双腿上。伸直双腿进入棍杖式（见步骤6）。

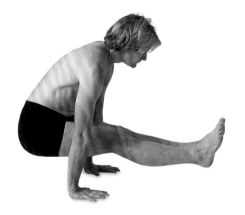

↑ Sapta 7：接着吸气

注视脚趾凝视点（padhayoragrai dristi），避免从垫子上坠落，一个有控制的着地将进一步发展手臂的力量，并帮助加强和培养内部的提升力量。

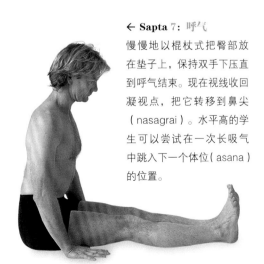

← Sapta 7：呼气

慢慢地以棍杖式把臀部放在垫子上，保持双手下压直到呼气结束。现在视线收回凝视点，把它转移到鼻尖（nasagrai）。水平高的学生可以尝试在一次长吸气中跳入下一个体位（asana）的位置。

向后穿跃

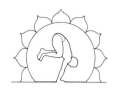

从技术上讲，向后穿跃与向前穿跃（见 76—77 页）相反，这一系列运动显示了向上串联体位（vinyasa）最优雅的方面。这一系列详述了在坐式体位（asana）结束之后的转换所需要的正确的上提。向后穿跃更高级些，因为不像向前穿跃，你可以利用跳起后下落的惯性来完成。为成功地完成向后穿跃这一系列动作，必须运用会阴收束（mula bandha）和收腹收束（uddiyana bandha，见 26—27 页）来抵抗地球引力的下拉和身体的固定惯性。掌握这个上提的唯一方法是只练习这个动作本身。

提 示

当你每次完成一个坐式体位的 5 次呼吸时，尝试添加 Vinyasa 7 的步骤 1 和步骤 2，在交叉双腿并转脚之前，为跳回到拜日式 A 中的 Vinyasa 4 做好准备。

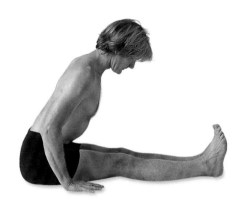

←（不计数）呼气
吸气，以棍杖式（Dandasana）坐直，如 77 页步骤 6。呼气，以髋关节为中轴，保持脊椎的长与直，肩膀位于臀部之前，并把手放在大腿外侧膝盖和臀部的中间位置。收腹，注视着脚趾凝视点（dristi）。

→ Dasa 10：吸气
（高级水平）双手用力压垫子，肩膀远离耳朵（腋窝收束），身体上提，交叉双脚并把膝盖往胸腔里收缩。（中级水平）通过上提臀部以及交叉的双腿向上和向前制造一个摇摆的钟摆效果，准备用下一次呼气的力量摆回原位。

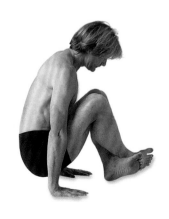

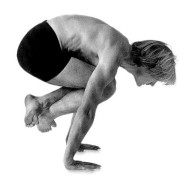

← **Dasa 10：吸气—呼气**

（高级水平）接着用收束（bandha）的内在力量和吸气的能量上提身体，以肩关节为中轴——把臀部和双腿往上摆，头部往下摆。腕关节收缩，肩膀向前，因此使头部的重量与臀部和双腿的重量均衡。（中级水平）呼气，双腿摆回并穿过手臂。你可能需要用一只或两只脚轻触地板。

→ **Ekadasa 11：呼气**

（高级水平）利用运动惯性以及收腹收束的定位性控制，继续把臀部往上提至空中。把凝视点从垫子的前端转移到垫子的后端。（中级水平）用双脚摆动或跳起以帮助把臀部上提至空中，直至到达手的上方的平衡点。

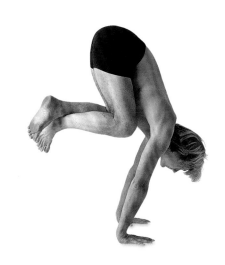

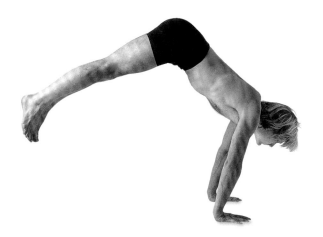

← **Ekadasa 11：接着呼气**

（高级、中级、初学者）呼气时尽量悬浮在空中，上身继续保持向前的方向，双腿开始伸直准备着地，双腿合拢，在双脚之间和膝盖之间保持轻微的压力。现在准备到高位板式。

→ **Ekadasa 11：接着呼气**

双腿完全伸直，双脚分开，与臀同宽。脚掌部位着地至高位板式，现在向下压至Catvari（Suryanamaskara 的 Vinyasa 4，拜日 A 的第四个体位）。允许双脚在垫子上滑动一点距离，以调整到大腿和身体的完全长度。保持能量通过臀部和双腿往上提，上半身不能低于手肘的高度。

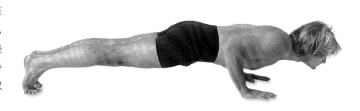

坐立前屈式

Paschimattanasana　Vinyasa：16；花儿：第 9；凝视点：脚趾

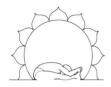

　　Paschima 的意思是"西方"，而 uttana 意为"猛烈的"。在这个体位（asana）中，词语"西方"是指"背部"。因此，这个体位与猛烈地伸展身体的整个背面有关——从脚跟到头顶。当身体向腿部折叠时，上身从髋部伸展并拉长收缩腹部。收腹收束（uddiyana bandha，见 26—27 页）在所有的前倾姿势中都极其重要，因为它保持了腹部的长度，并帮助脊椎平直地伸展。坐立前屈式为接下来更复杂的前屈变化式做好准备。刚开始会感觉做这个姿势非常困难，但当你对它熟悉时，它能给予心灵慰藉和宁静。

提　示

在 Nava 相反，不要用肩膀的力量把自己往前拉。这样做会造成肩膀和颈部的压力，并封锁乌佳依喉呼吸（ujjayi，见 25 页）的自由流动。

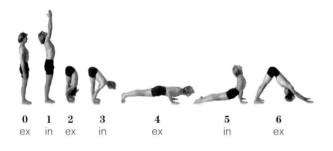

0	1	2	3	4	5	6
ex	in	ex	in	ex	in	ex

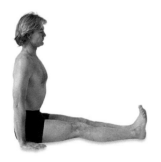

↑ Sapta 7：吸气—呼气（5 次呼吸）

（Vinyasa 7）双腿穿过手臂，以棍杖式（Dandasana）伸直双腿。双手紧压垫子以支撑和拉长脊椎。收腹，引导呼吸往上进入背部和胸腔。下颌稍微往里收缩，并注视脚趾凝视点（dristi）。完全深呼吸 5 次。

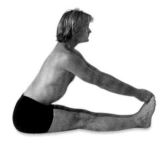

↑ Astau 8：吸气

（Vinyasa 8）保持脊椎的长度，以臀部为中轴向前移动，以双手的食指和中指抓住大脚趾。运用收腹收束，吸气，"打开"——上提胸腔离开大腿以创造耻骨到胸骨之间的空间和长度。保持颈部的伸展，注视第三眼凝视点。然后伸直手臂、腿部和背部。

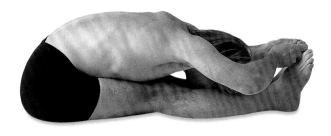

← **Nava 9：呼气—吸气（5 次呼吸）**

（Vinyasa 9）稍微放松和弯曲膝盖，向垫子方向转动耻骨，在腿部之上伸展身体，下颌放至胫骨。上拉膝盖和大腿以伸直双腿。注视脚趾凝视点，完全深呼吸 5 次。尝试加深从收束（bandha）到头顶的内部伸展。第五次呼气之后，吸气并打开，如 Vinyasa 8，为转换到下面手的变化式做好准备。

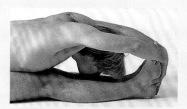 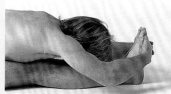 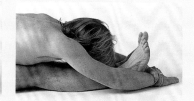

技巧：吸气，膝盖稍微放松，并把手的位置转换到第一个变化式（左上方），把手掌放在脚掌上；手抓住双脚的两侧（中上方）；手腕放在双脚的前方（右上方）。吸气并打开，如 Vinyasa 8，膝盖骨和大腿往上拉。然后呼气，从大腿根处折叠身体进入坐立前屈式，遵照 Vinyasa 9 的指令。

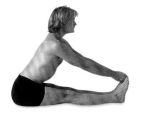 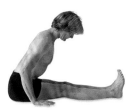 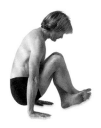

↑ **Dasa 10，Ekadasa 11：吸气—呼气—吸气**

（Vinyasa 10）吸气，打开，仰视，肩膀保持在髋关节之前，呼气并放开双脚。双手放在大腿外侧的垫子上。

（Vinyasa 11）吸气，手掌用力往下推，双腿交叉并向上抬，离开垫子，膝盖往胸腔里收缩。后摆，呼气，以 Chatvari（见 30—31 页）着地。为发展身体内部的上提，你可以重复每个手变化式的三个步骤。

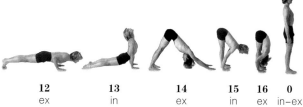

	12	13	14	15	16	0
	ex	in	ex	in	ex	in-ex

反台式

Purvattanasana   Vinyasa：15；花儿：第8；凝视点：第三眼

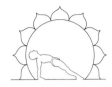

　　Purva 意为 "东方的" 或 "前面的"，uttana 意为 "猛烈的"。这是身体前部的猛烈伸展必不可少的，也是前面已经介绍过的坐立前屈式（Paschimattanasana，见 80—81 页）的反向姿势。这一基础序列（Chriktsa）瑜伽的原理，是使身体正确排列并从外部和内部净化它，以预防疾病。疾病源自器官功能的失衡，因而正确地练习体位（asana）并把它们用一个平衡、精确的顺序结合在一起极为必要。在这一基础序列之初，反台式就建立了姿势和反向姿势的具体方法。当一个体位做后没有直接的反方向伸展时，那么用做连接的完全和半串联体位（vinyasa）的前屈和后仰动作就担当了反向姿势，从而恢复平衡。

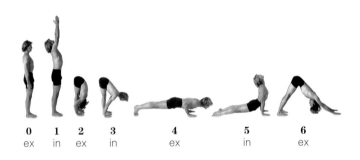

0	1	2	3	4	5	6
ex	in	ex	in	ex	in	ex

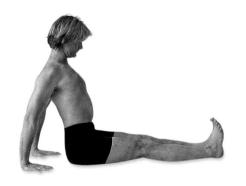

↑ **Sapta 7：呼气**
（Vinyasa 7）从下犬式开始，双腿穿过手臂至棍杖式（Dandasana）。呼气，肩膀向后旋转，膝盖稍屈，双手平放在垫子上大约臀部后面 20 厘米（8 英寸）处，与肩同宽，手指指向身体背部。收腹，心胸部位上提，注视脚趾凝视点（dristi）。

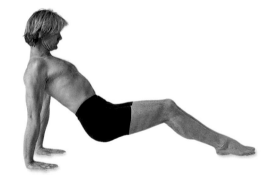

↑ **Astau 8：吸气**
（Vinyasa 8）手掌下压，膝盖稍屈，并把重心放在脚后跟上。脚趾绷起并把脚掌稳固地平放在垫子上。继续注视脚趾凝视点，身体上抬离开垫子可以帮助稳固脚这个支点。

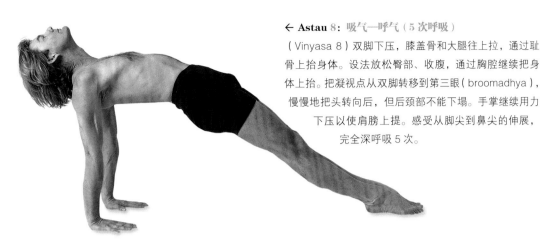

← Astau 8：吸气—呼气（5 次呼吸）

（Vinyasa 8）双脚下压，膝盖骨和大腿往上拉，通过耻骨上抬身体。设法放松臀部、收腹，通过胸腔继续把身体上抬。把凝视点从双脚转移到第三眼（broomadhya），慢慢地把头转向后，但后颈部不能下塌。手掌继续用力下压以使肩膀上提。感受从脚尖到鼻尖的伸展，完全深呼吸 5 次。

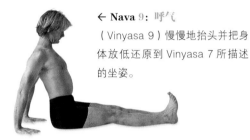

← Nava 9：呼气

（Vinyasa 9）慢慢地抬头并把身体放低还原到 Vinyasa 7 所描述的坐姿。

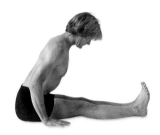

↑ Nava 9：继续呼气

（Vinyasa 9）身体向前弯曲，并把双手紧放在大腿两侧的垫子上。注视脚趾凝视点。

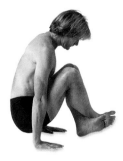

← Dasa 10：吸气

（Vinyasa 10）手掌用力下压，双腿交叉并上抬离开垫子，膝盖往胸腔里收缩，向后摆，并呼气，以 Chatvari（见 30 页）着地。

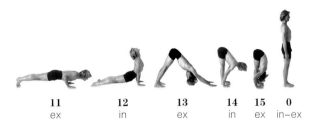

11	12	13	14	15	0
ex	in	ex	in	ex	in-ex

↑ 向上 Vinyasa

（Vinyasa 11—15）遵照这个序列来到山式结束。

半莲花坐立前屈式

Ardha Baddha Padma Paschimattanasana

Vinyasa：22；花儿：第 8 & 15；凝视点：脚趾

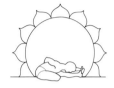

Ardha 的意思是"半"，baddha 解释为"捆绑的"，padma 意为"莲花"，paschima 的意思是"西方的"，而 uttana 的意思是"猛烈的"。这是猛烈的半莲花站立前屈式（见 68—69 页）的坐立变化式。由于这里是坐姿——地心引力加强了莲花腿的脚跟对于肝脏和脾的压力，只有当脚跟的位置正确时，这个体位（asana）的清洁效果才能完全实现。特别要注意使髋部的旋转最大化，以确定脚跟在下腹的位置恰好高于耻骨。捆绑加强你脚跟勾弯处的压力，这能把脚跟往器官的更深处挤压。

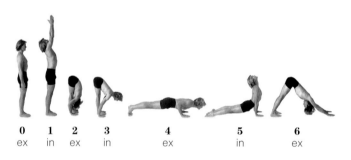

0 ex　**1** in　**2** ex　**3** in　**4** ex　**5** in　**6** ex

← 向下串联体位（Vinyasa down）

（Vinyasa 1—6）做完这一系列动作进入下犬式（见 70 页）。

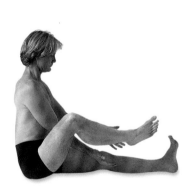

↑ Sapta 7：吸气

跳穿到棍杖式（Dandasana），此处可根据需要多做呼吸，放松腿，允许两条大腿外旋，提起右腿，屈膝，让勾脚帮助小腿从膝关节外旋，用双手握住脚。

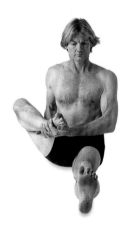

↑ Sapta 7：可加呼吸

让腿带路，用手帮忙，尽量往后移动股骨，允许一点骨盆后倾，以最大程度地打开髋部。左腿放松，小腿肌肉放松，腿的下半部分越过膝关节的内线。不要对膝盖施加压力。

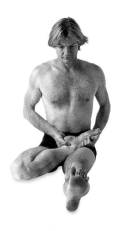 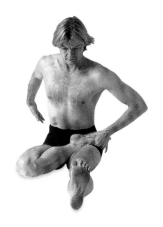 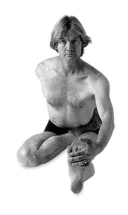

↑ Sapta 7：自由呼吸
现在绷脚，把右脚跟放在左下腹，恰好高于耻骨。保持右脚的位置，胫骨和膝盖往下朝垫子方向转动。

↑ Sapta 7：自由呼吸
脚跟的正确位置是在仅仅能将脚趾伸出腰部的地方，左手保持在右脚的位置，右臂朝背后伸展。

↑ Sapta 7：吸气
（Vinyasa 7）右臂继续往后绕过背部抓住右脚大脚趾。左手向前伸展抓住左脚。胸腔上抬离开伸直的左腿直至左臂伸直。肩膀放平，注视鼻尖凝视点（nasagrai dristi）。

→ Astau 8：呼气—吸气（5 次呼吸）
（Vinyasa 8）脚跟伸展，保持脊椎的长度，身体从髋部向前折叠，下巴放在左腿胫骨上。捆绑的半莲花脚向内收缩以确保加深对脾、肝脏和肠子的压力。注视脚趾凝视点（padhayoragrai dristi），完全深呼吸 5 次。注意，如果你不能绑成莲花腿，那么就不要往直腿上下压。

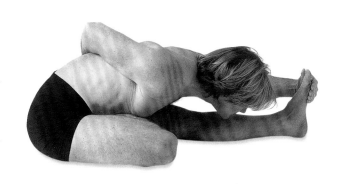

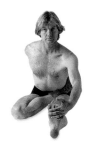 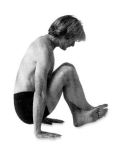

↑ Nava 9，Dasa 10：吸气—呼气—吸气
（Vinyasa 9）吸气，打开胸腔，如 Vinyasa 7。呼气，放开捆绑，双腿交叉，双手放在臀部前面的垫子上。（Vinyasa 10）吸气，紧压垫子，身体上抬，呼气，摆回到 Chatvari（见 30 页）。

↓ Ekadasa 11，Dvadasa 12，Trayodasa 13：半串联体位（half vinyasa）
（Vinyasa 11—13）半串联体位至左侧，再次跳穿，（Vinyasa 14—17），左右方向互换。在完成左侧动作之后，向上串联体位（Vinyasa 18—22）至山式（Samasthitih，见 73 页）。

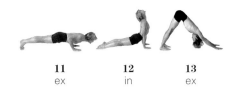

11 ex　**12** in　**13** ex

半英雄坐立前屈式

Tiriangmukhaikapada Paschimattanasana

Vinyasa：22；花儿：第 8 & 15；凝视点：脚趾

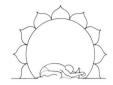

　　Tiriang 的意思是"横向的"，mukha 意为"脸"，ikapada 意为"一只脚"或"腿"，paschima 的意思是"西方的"，而 uttana 的意思是"猛烈的"。如果你把一条腿放进莲花姿势中，腿的下部就会在膝关节的内线横向折叠。这个体位（asana）是前一个姿势（见 84—85 页）的反向体位，在这里，腿的下部沿中线折叠，面向膝关节外线的反面。作为一组体位，半莲花坐立前屈式和半英雄坐前屈伸展式帮助打开髋关节——首先，髋部向外旋转，然后再向内旋转——从而为接下来的体位所需的更深层次的髋部运动做好准备。

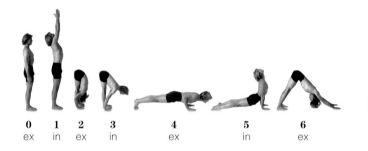

0 ex　**1** in　**2** ex　**3** in　**4** ex　**5** in　**6** ex

← 向下串联体位（Vinyasa down）

（Vinyasa 1—6）做完这一系列动作进入下犬式（见 70 页）。

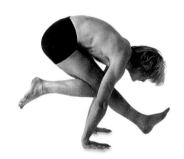

↑ Sapta 7：吸气

（Vinyasa 7）从下犬式开始，（高级水平）跃起到空中，右腿从膝盖处往后弯曲，在平衡点保持身体上提以便把伸直的左腿穿过手臂。注视垫子的前方，并为弯曲的右腿着地做好准备。（中级水平）跃起到棍杖式（Dandasana）。

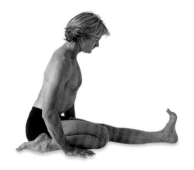

↑ Sapta 7：继续吸气

（高级水平）轻轻地把身体放下到右脚上部与臀部平放在垫子上。（中级水平）右脚跟和右髋部贴近，胫骨直接下压在垫子上。左脚弯曲，凝视点（dristi）转移到脚趾。向左臀部倾斜，右腿往后折叠。

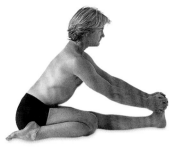
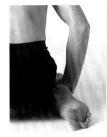

技巧：为了使臀部的两边都坐在地上，做到小腿沿中线旋转，可能有必要放松并往外旋转折叠的腿部的小腿肌。为做到这一点，把大腿内侧的肌肉往上旋转，大腿外侧的肌肉往下朝垫子压。

↑ Sapta 7：继续呼吸

（Vinyasa 7）从骨盆处伸展脊椎，双手向前伸展抓住左脚。打开并上提胸腔，使其离开伸直的左腿直至手臂伸直。肩膀放平坐在右臀上，从而使髋部放平。收腹并注视第三眼凝视点。

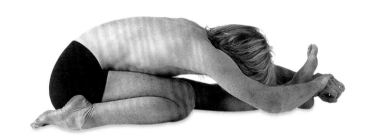

↑ Astau 8：呼气—吸气（5 次呼吸）

（Vinyasa 8）保持自骨盆往外的伸展，身体向前折叠至左腿上。为避免从伸直的左腿边上歪倒，继续坐在折叠的右腿上，同时自左臀部往外伸展。看脚趾凝视点，完全深呼吸 5 次。

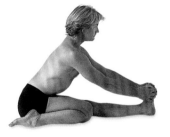
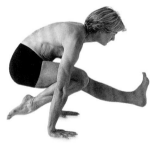

← Nava 9，Dasa 10：吸气—呼气—吸气

（Vinyasa 9）吸气并打开胸腔，如步骤 4。呼气，保持躯干向前伸展，手放松并放在大腿两侧的垫子上。（Vinyasa 10）吸气，右腿保持弯曲，身体上提离开垫子。左腿折叠并为还原到 Chatvari（见 30—31 页）做好准备。

→ Ekadasa 11，Dvadasa 12，Trayodasa 13：
　　半串联体位（Half vinyasa）

（Vinyasa 11—13）半串联至左侧，（Vinyasa 14—17）重复如 Vinyasa 7—14 中一样。左右方向互换。在完成左侧的运动之后，向上串联体位（Vinyaysa 18—22）至山式（Samasthitih，见 73 页）。

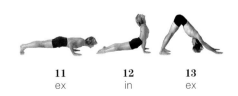

| 11 | 12 | 13 |
| ex | in | ex |

头碰膝前屈伸展式A

Janu Sirsasana A　Vinyasa：22；花儿：第8&15；凝视点：脚趾

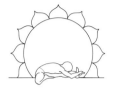

Janu 意为"膝盖"，sirsa 的意思是"头"。头碰膝前屈伸展式 A 是髋部和脚后跟形成角度的三个变化式中的第一个。在这一动作中，弯曲的膝盖和伸直的大腿之间形成 80—90 度的角度，并且脚后跟靠着会阴处。很重要的是不要移动屈膝腿这边的坐骨，保持胯部摆正，肚脐眼朝前。脚后跟对会阴产生的热量和压力可以刺激男性胰腺的功能，这个体位还被认为可以帮助减轻膀胱炎的症状。

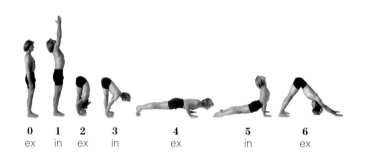

0	1	2	3	4	5	6
ex	in	ex	in	ex	in	ex

← 向下串联体位（Vinyasa down）

（Vinyasa 1—6）做完这一系列动作进入下犬式（见 70 页）。

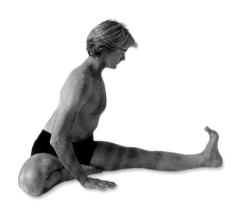

↑ Sapta 7：吸气

（高级水平）从下犬式开始，向上跳起并把右腿往里折叠。在平衡点，继续保持上提以把伸直的左腿穿过手臂。轻轻地坐在垫子上，把脚后跟靠着会阴，膝盖成 80—90 度角指向右方。（中级水平）还原到棍杖式（Dandasana），右脚后跟往内折叠以压紧靠近会阴。

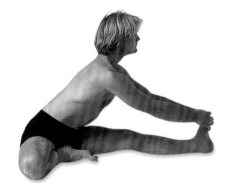

↑ Sapta 7：接着吸气

（Vinyasa 7）抓住左脚，胸腔上提离开伸直的左腿直至手臂伸直。肩膀放平，臀部坐于垫子上。为纠正脊椎的扭曲动作，左臀部往下拉，右髋部往前旋转。运用收束，把肚脐置于直腿内侧的中间。注视第三眼。

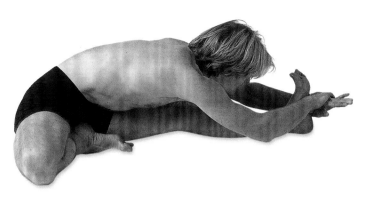

← **Astau** 8：呼气—吸气（5 次呼吸）

（Vinyasa 8）保持自骨盆向外的伸展，髋关节到腋窝两侧的长度保持相等。肚脐向前压至大腿方向，屈肘，躯干折叠于左腿之上。意识集中于会阴收束（mula bandha），并以臀部下压固定它。继续内收收腹收束（uddiyana bandha）以保持下背的长度和力量。注视脚趾（padhayoragrai），完全深呼吸 5 次。

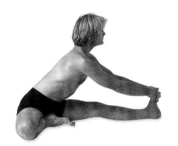
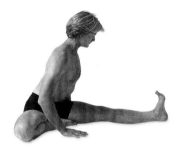
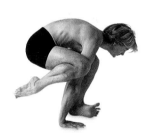

↑ **Nava** 9，**Dasa** 10：吸气—呼气—吸气

（Vinyasa 9）吸气，上移胸腔离开直腿，双手抓住左脚。如 Vinyasa 7。呼气，肩膀置于髋部前方，手松开，左手放在左大腿的外侧，右手放在右胫骨前边的垫子上。（Vinyasa 10）吸气，身体上抬离开垫子，右胫骨向上滑动至右手臂后侧。左脚折叠，为还原到 Chatvari 姿势（见 30—31 页）做好准备。

→ **Ekadasa** 11，**Dvadasa** 12，**Trayodasa** 13：
半串联体位（Half vinyasa）

（Vinyasa 11—13）半串联体位至左侧，再次跳穿。（Vinyasa 14—17）重复，如 Vinyasa 7—14，左右方向互换。在完成左侧的体位之后，向上串联体位（Vinyasa 18—22）至山式（Samasthitih，见 73 页）。

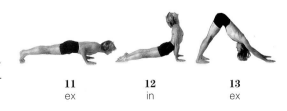

11
ex

12
in

13
ex

头碰膝前屈伸展式B

Janu Sirsasana B　Vinyasa：22；花儿：第8&15；凝视点：脚趾

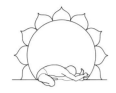

　　在头碰膝前屈伸展式B第二个变化式中，弯曲的膝盖与直腿之间形成85度的角，脚后跟直接位于肛门之下。肛门直接往脚后跟上坐可以帮助加强会阴收束（mula bandha）与身体的联系。和这个系列的第一套动作（见88—89页）一样，头碰膝前屈伸展式B也有利于刺激男性的泌尿系统。通过坐在脚后跟上你可以伸展和加强踝关节，并且它也是进入下一个变化式的准备动作。

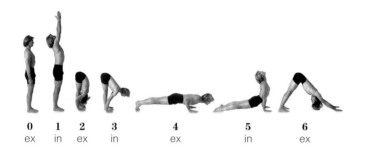

| 0 | 1 | 2 | 3 | 4 | 5 | 6 |
| ex | in | ex | in | ex | in | ex |

← 向下串联体位（Vinyasa down）
（Vinyasa 1—6）做完这一系列动作进入下犬式（见70页）。

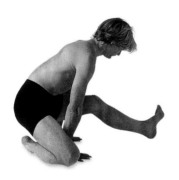

↑ Sapta 7：吸气
（高级水平）从下犬式向上跳，并把右腿往里折叠。在平衡点，继续保持上提以把伸直的左腿穿过手臂。把身体往下放，肛门正在脚跟之上，然后完全坐在脚跟上。（中级水平）还原到棍杖式（Dandasana）。脚跟往会阴方向折叠。手往下推以使身体上抬，向前移动肛门坐在脚跟上。

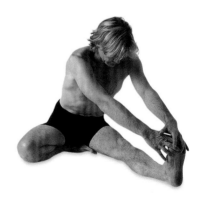

↑ Sapta 7：接着吸气
（Vinyasa 7）膝盖与直腿成85度角，然后抓住左脚，上提胸腔远离直腿直至手臂完全伸直，从而打开胸腔。肩膀放平。右脚勾屈以确保肛门和脚跟相接触，意识集中于会阴收束。右脚脚背应当和左大腿内侧的走向一致，肚脐对着直腿的内侧，注视第三眼凝视点（dristi）。

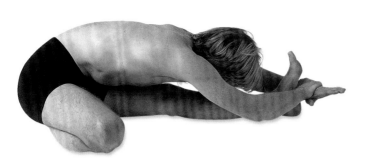

← **Astau 8：呼气—吸气（5 次呼吸）**

（Vinyasa 8）保持骨盆向外伸展、髋关节到腋窝两侧的长度相等。前屈，肚脐向前压至大腿方向，屈肘，躯干折叠于左腿之上。左膝盖骨和大腿向上拉，肛门括约肌往上拉以保持与脚跟接触。继续内收收腹收束来保持下背的长度和力量。注视脚趾凝视点，完全深呼吸 5 次。

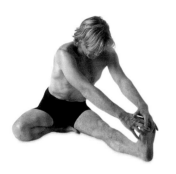
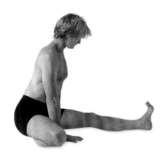
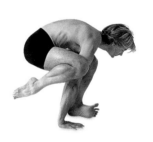

↑ **Nava 9，Dasa 10：吸气—呼气—吸气**

（Vinyasa 9）吸气，打开胸腔，然后双手抓住左脚，如 Vinyasa 7。呼气，肩膀置于髋部前面，松开双手并把左手放在左大腿的外侧，右手放在右胫骨前面的垫子上。（Vinyasa 10）吸气，身体上抬离开垫子，右胫骨向上滑动至右手臂后侧。左脚折叠，为还原到 Chatvari 姿势（见 30—31 页）做好准备。

→ **Ekadasa 11，Dvadasa 12，Trayodasa 13：**

半串联体位（Half vinyana）

（Vinyasa 11—13）半串联体位至左侧，再次跳穿。（Vinyasa 14—17）重复 Vinyasa 7—14，左右方向互换。在完成左侧的运动之后，向上串联体位（Vinyasa 18—22）至山式（Samasthitih，见 73 页）。

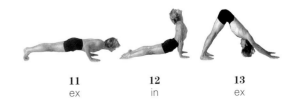

11
ex

12
in

13
ex

头碰膝前屈伸展式C

Janu Sirsasana C　Vinyasa：22；花儿：第8&15；凝视点：脚趾

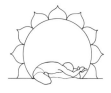

在头碰膝前屈伸展式C第三个变化式中，弯曲腿的膝盖与直腿之间形成45度的角，并且脚跟指向肚脐。往前折叠时，脚跟所产生的热量和压力对女性特别有益，因为刺激胰腺的能量通道就位于这里，正好在肚脐之下。这个体位（asana）也有益于女性的生殖系统，但是要注意的是，如果你怀孕了，就不能再练习它。这个体位中脚跟的正确位置取决于髋部旋转的范围和跟腱的长度，因此它需要时间来完成。做这个体位时注意保护你的膝盖。

注　意

怀孕时不适合练习这个体位。

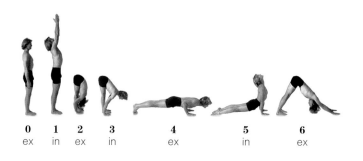

0	**1**	**2**	**3**	**4**	**5**	**6**
ex	in	ex	in	ex	in	ex

← 向下串联体位（Vinyasa down）
（Vinyasa 1—6）做完这一系列动作进入下犬式（见70页）。

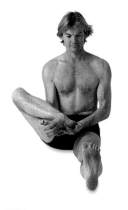

↑ Sapta 7：吸气
（Vinyasa 7）从下犬式跳起穿过手臂还原到棍杖式（Dandasana），右腿弯曲，双手抓住右脚跟，勾脚，拉伸跟腱，把小腿从膝盖处外旋。

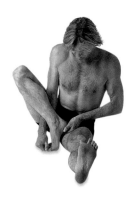

↑ Sapta 7：接着吸气
（Vinyasa 7）往左臀部倾斜，保持外旋，放松勾右脚。右脚趾朝下转向垫子方向，同时把前脚掌放在垫子上，与伸直的腿成45度角。左手上提右脚跟至垂直的位置。

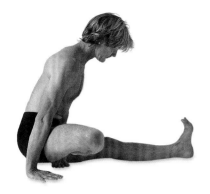

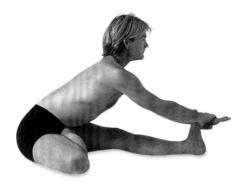

↑ Sapta 7：接着吸气

（Vinyasa 7）右手从右脚脚趾下滑出，并把双手放在臀部两侧的垫子上。双手用力下压，臀部上抬离开地面。骨盆朝前以使脚跟垂直并与肚脐成一条线。

↑ Sapta 7：接着吸气

（Vinyasa 7）臀部坐在垫子上，右大腿往前旋转，膝盖朝下，与伸直的腿成 45 度角。向前伸展抓住左脚，并打开胸腔。肚脐置于脚后跟之上，运用收腹收束（uddiyana bandha）。胸腔上提远离直腿直至手臂伸直，肩膀放平。注视第三眼凝视点。

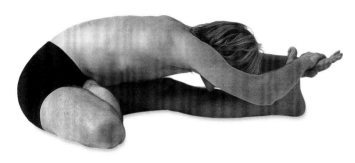

← Astau 8：呼气—吸气（5 次呼吸）

（Vinyasa 8）屈肘并在右脚脚跟处向前折叠，下巴向左胫骨上带。感觉脚跟对于下腹和肚脐的很大的压力。沿着左腿向前伸展身躯，保持耻骨和胸骨之间的长度。右膝盖骨和大腿往上拉。注视脚凝视点，完全深呼吸 5 次。

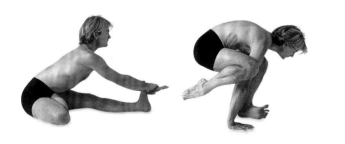

↑ Nava 9，Dasa 10：吸气—呼气—吸气

（Vinyasa 9）吸气并打开胸腔，如步骤 5。呼气，肩膀置于髋部的前方，松开手，左手放在左大腿外侧的垫子上，右手放在右胫骨的前方一点的垫子上。（Vinyasa 10）吸气，身体上抬离开垫子，右胫骨向上滑动至右手臂后侧。左脚折叠，为还原到 Chatvari 姿势（见 30—31 页）做好准备。

↓ Ekadasa 11，Dvadasa 12，
　　Trayodasa 13：半串联体位
　　（Half vinyasa）

（Vinyasa 11—13）半串联体位至左侧，再次穿跃，（Vinyasa 14—17）重复 Vinyasa 7—14，左右方向互换。在完成左侧的运动之后，向上串联体位（Vinyasa 18—22）至山式（Samasthitih）（见 73 页）。

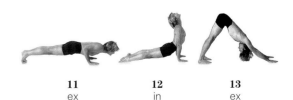

| 11 | 12 | 13 |
| ex | in | ex |

玛里琪A

Marichyasana A　Vinyasa：22；花儿：第8&15；凝视点：脚趾

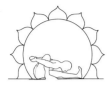

在印度神话中，神布茹阿玛（Brahma）是万物的创造者。这里示范的体位（asana）是献给他的儿子马里奇（Marichy）的。马里奇是个大圣人，是太阳神（Surya）的祖父，我们在练习的一开始就已经对太阳神表示了敬意——拜日式（见30—33页）。据说是马里奇发现这个体位——八个变化式之一，其中的前四个与关于身体净化的基础序列（Chikitsa）瑜伽相关。A、B、C和D这四个变化式有益于消化系统，能清除肠胃胀气、消化不良和便秘，并普遍地改善消化能力。对女性来说，这些体位还对生殖系统有益。

提 示

用于绑住弯曲膝盖的手臂是至关重要的。设法把手臂从肩关节处往外伸展，获得最大的长度，以此加深捆绑的程度。

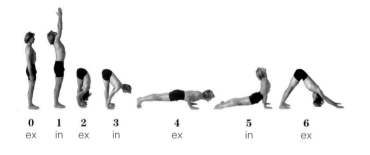

0	1	2	3	4	5	6
ex	in	ex	in	ex	in	ex

← 向下串联体位（Vinyasa down）
（Vinyasa 1—6）做完这一系列动作进入下犬式（见70页）。

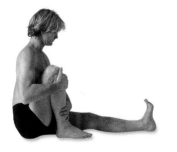

↑ Sapta 7：吸气
（Vinyasa 7）从下犬式还原到棍杖式（Dandasana），左倾，"半坐"，弯曲右腿，把右脚放在右臀部前侧，"半站"，脚踝的外侧和髋关节的外侧成一条直线。左脚往后勾，脊椎坐直，准备捆绑。

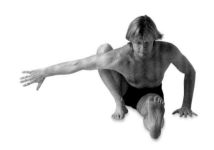

↑ Sapta 7：接着吸气
（Vinyasa 7）左手放在左边的垫子上并往这个额外的根基倾斜，"半坐"，用手推垫子以使身体向前弯曲，超过右大腿内侧。从髋部处向前折叠，像坐立前屈式一样（见80—81页）。接着，右肩向外伸展，右臂向前伸展并环绕右胫骨。

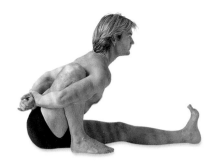

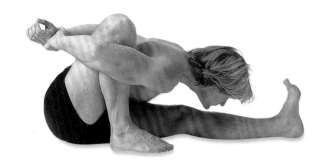

↑ Sapta 7：接着吸气

（Vinyasa 7）肩膀向前转动，右臂往身后环绕。重心转移到右脚。"半站"，最大限度地伸展左臂，并把它往背后绕。右手抓住左手腕，左肩往前移动。

↑ Astau 8：呼气—吸气（5 次呼吸）

（Vinyasa 8）肩膀放平，并把向后绑的右臂往后压。拉紧捆绑并像杠杆一样，用膝盖和手臂间的反作用力向下移动直至下巴贴近胫骨。用收腹收束（uddiyana bandha）引导呼吸至胸腔和背部，注视脚凝视点（dristi），完全深呼吸 5 次。

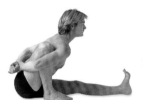

← Nava 9：吸气

（Vinyasa 9）吸气并打开胸腔，还原到 Vinyasa 7 描述的姿势。

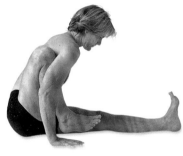

↑（不计数）呼气

保持右腋窝与右胫骨间的反作用力，松开捆绑并把手往下放在垫子上。右脚上提离开垫子，注视左脚。

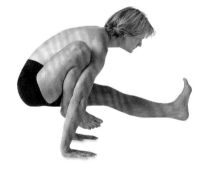

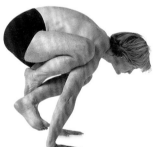

↑ Dasa 10：吸气

（Vinyasa 10）右膝盖用力下压右臂后侧，使收束（bandha）活动起来，身体向前倾斜，左脚上抬离开垫子。左腿折叠，双腿摆回穿过手臂，注视垫子。准备以 Chatvari（见 30 页）着地。

→ Ekadasa 11，Dvadasa 12，Trayodasa 13：

半串联体位（Half vinyana）

（Vinyasa 11—13）半串联体位至左侧，再次跳穿。（Vinyasa 14—17）重复如 Vinyasa 7—10，左右方向互换。在完成左侧的运动之后，向上串联体位（Vinyasa 18—22）至山式（Samasthitih，见 73 页）。

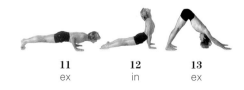

11	12	13
ex	in	ex

玛里琪B

Marichyasana B　　Vinyasa：22；花儿：第 8 & 15；凝视点：鼻尖

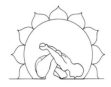

　　在玛里琪 B，圣者马里奇可能观察了儿童发育过程，这里是小孩在即将站立行走的阶段。对女性来说，子宫和卵巢可以从脚跟按压下腹而产生的深度按摩中受益。如果你通常月经疼痛，练习这个体位可以及时地加强子宫的机能并改善月经。子宫机能的加强还可以帮助减少流产的危险。

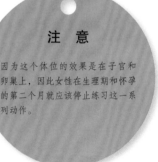

注　意

因为这个体位的效果是在子宫和卵巢上，因此女性在生理期和怀孕的第二个月就应该停止练习这一系列动作。

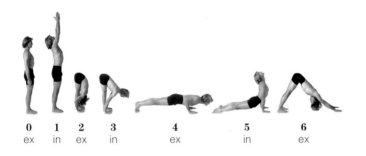

0	1	2	3	4	5	6
ex	in	ex	in	ex	in	ex

← 向下串联体位（Vinyasa down）

（Vinyasa 1—6）做完这一系列动作进入下犬式（见 70 页）。

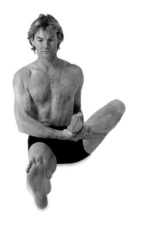

↑ Sapta 7：吸气

（Vinyasa 7）从下犬式还原到棍杖式（Dandasana），不要使用手上抬并弯曲左腿，然后双手托脚，放松臀部和大腿。现在，由左腿带动，股骨向后移动最大化地打开髋部。

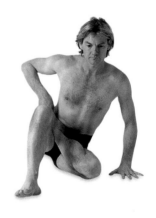

↑ Sapta 7：接着吸气

（Vinyasa 7）放松左小腿肌肉，将左脚跟往内放到右下腹高于耻骨一点的地方。用右手固定左脚的位置，左手放在左侧的垫子上。往左大腿处倾斜以创造大腿和手这个新的支点，"半坐"。弯曲右腿并把右脚放在右臀的前方，脚踝的外侧和右髋关节的外侧成一条直线，"半站"。

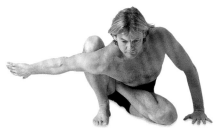

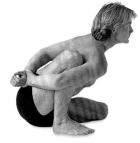

← **Sapta** 7：继续吸气

（Vinyasa 7）右手臂往背部后上方弯曲，并把重心转移到右脚上，肩关节往外伸展，左手臂往背部之后弯曲与右手接触。右手抓住左手腕，左肩膀向前并打开心胸。

↑ **Sapta** 7：继续吸气

（Vinyasa 7）伸展身体越过左脚踝，右手臂从肩处往外伸展超过右大腿的内侧，肩膀向外伸展绕过右胫骨。左脚跟必须置于下腹之下，只有脚趾伸出右大腿。

→ **Astau** 8：呼气—吸气（5 次呼吸）

（Vinyasa 8）捆绑的右手臂对着右胫骨往后压，并把胸腔置于弯曲的左膝和右脚的中间。拉紧捆绑并把躯干向下移动，至下巴触及垫子。脚跟应该压入收腹收束（uddiyana bandha）。注视鼻尖凝视点（nasagrai dristi），完全深呼吸 5 次。

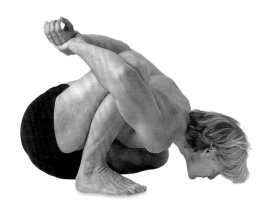

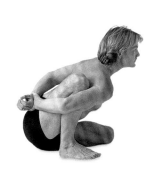

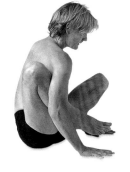

↑ **Nava** 9：吸气

（Vinyasa 9）吸气并打开胸腔，还原到 Vinyasa 7 描述的姿势。

↑ **Dasa** 10：呼气—吸气

呼气，放松捆绑，双手放在垫子上将重心摇至臀部上，保持右胫骨给腋窝内侧的压力。（Vinyasa 10）吸气，右膝盖往右臂后侧下压，启用收束（bandha），向前倾斜以手为根基将身体上抬。注视垫子前方，还原到 Chatvari（见 30 页）。

→ **Ekadasa** 11，**Dvadasa** 12，**Trayodasa** 13：半串联体位（Half vinyasa）

（Vinyasa 11—13）半串联体位至左侧，再次跳穿。从这时起重复接下来的步骤，左右方向互换。在完成左侧的运动之后，向上串联体位（Vinyasa 18—22）至山式（Samasthitih，见 73 页）。

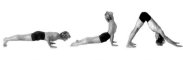

11
ex

12
in

13
ex

玛里琪C

Marichyasana C　Vinyasa：18；花儿：第 7 & 12；凝视点：侧远方

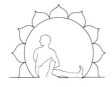

在玛里琪 C 这第三个变化式中，腿和骨盆为根基与玛里琪 A（见 94—95 页）相同，但不是用同方向的手臂绑住弯曲的腿，而是用相反方向的手臂去绑，给这个体位增添了旋转的元素，就有了按摩下腹器官的额外效果。这个体位（asana）同样对整个脊椎有益处，因为这个旋转加强其长度和柔韧性。这个捆绑动作限制了绑住这一边肋腔的上提和肺部的扩张，通过这种方式，反方向的肋腔得到了更大的扩展以便完全吸气。然而，在绑住之前不要往后倾斜和旋转腰椎，否则会让椎间盘承受太大的压力。

提　示

脊椎旋转并不涉及扭转骨盆，这个捆绑式需要向前坐在平正的骨盆根基上才能进行，然后把腰椎往外拉长，仅扭转胸椎即可。

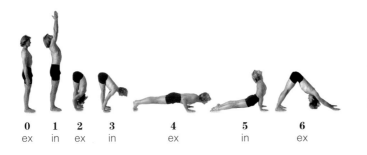

0	1	2	3	4	5	6
ex	in	ex	in	ex	in	ex

← 向下串联体位（Vinyasa down）
（Vinyasa 1—6）做完这一系列动作进入下犬式（见 70 页）。

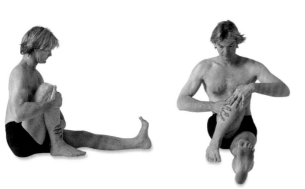

注　意

因为这个体位压缩整个下腹和子宫，所以孕妇不能练习。

↑ Sapta 7：吸气
（Vinyasa 7）从下犬式还原到棍杖式（Dandasana），身体左倾，"半坐"，右腿弯曲，把脚放在右臀前面，"半站"，脚踝的外侧和右髋关节的外侧成一条直线。左脚向后勾屈，脊椎坐直，并准备捆绑。

↑ Sapta 7：继续吸气
（Vinyasa 7）右手放在弯曲的右腿的外侧。右脚尖稍微朝左腿方向内转。右臀保持离开垫子，推动弯曲的右腿横过身体中线至左侧。

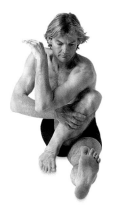
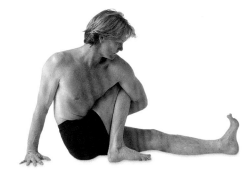

← Sapta 7：继续吸气

（Vinyasa 7）转动肩膀旋转左臂，将它在手肘处弯曲并环绕着右胫骨用力往后送。你可能需要把右手放在旁边的垫子上以帮助完成捆绑，但不要往后倾斜或开始扭转腰椎。保持往前坐，注视垫子前方。

↑ Sapta 7：继续吸气

（Vinyasa 7）把弯曲的右腿置于左侧的正上方，并往右弯曲身体。左臂弯曲，由手肘带动向前伸展越过弯曲的右腿，尽量往前伸展再弯曲，直至左腋窝触到右大腿。

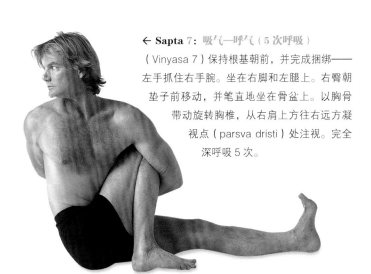

← Sapta 7：吸气—呼气（5次呼吸）

（Vinyasa 7）保持根基朝前，并完成捆绑——左手抓住右手腕。坐在右脚和左腿上。右臀朝垫子前移动，并笔直地坐在骨盆上。以胸骨带动旋转胸椎，从右肩上方往右远方凝视点（parsva dristi）处注视。完全深呼吸5次。

→ Astau 8：呼气—吸气

（Vinyasa 8）呼气，松开捆绑，身体还原到正中，把手放在垫子上，如95页步骤10。（Vinyasa 8）右膝盖紧压右臂后侧，向内吸紧收束（bandha），身躯向前倾斜，左腿上抬离开垫子。左腿折叠，注视垫子前方，把腿摆回穿过手臂，准备以Chatvari着地（见30页）。

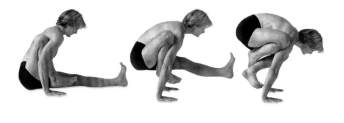

→ Nava 9，Dasa 10，Ekadasa 11：半串联体位（Half vinyasa）

（Vinyasa 9—11）半串联体位至左侧，重新还原到步骤2。从这时起重复接下来的步骤，左右方向互换。在完成左侧的运动之后，向上串联体位（Vinyasa 14—18）至山式（Samasthitih，见73页）。

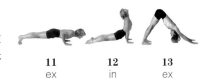

11	12	13
ex	in	ex

玛里琪D

Marichyasana D　Vinyasa：18；花儿：第 7 & 12；凝视点：侧远方

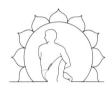

在这一系列的第四个变化式中，你要结合玛里琪 B 中所见到的腿部动作并把它与玛里琪 C 中的扭曲动作相组合。这样的结果是形成了一个高级的体位（asana），并且包含前面三个变化式中的所有的益处。这是目前基础系列中最难的一个体位，并且能最好地显示你已经达到的专业技术水平。就是说，如果你不能完成这个体位，那么不要超过它往前练习了。当你尝试下列体位之前，练习必要的髋部和脚踝的打开是极其重要的。

提 示

记住！玛里琪四个变化式都是以半坐、半站开始。

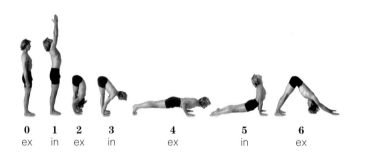

```
0    1    2    3    4    5    6
ex   in   ex   in   ex   in   ex
```

← 向下串联体位（Vinyasa down）
（Vinyasa 1—6）做完这一系列动作进入下犬式（见 70 页）。

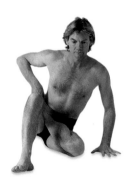

↑ Sapta 7：吸气
（Vinyasa 7）从下犬式还原到棍杖式（Dandasana），左腿折叠至莲花式，莲花大腿前倾至垫子上，"半坐"，左手往下放在垫子上。右腿弯曲并把它朝右臀方向往里移，"半站"。右脚踝的外侧和右髋关节外侧成一条直线。只有脚趾超过大腿，确保左脚位置的正确性——不要把脚拉得过高。

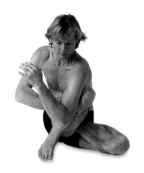

↑ Sapta 7：继续吸气
（Vinyasa 7）右手放在弯曲的右腿外侧。右脚稍微内转。把弯曲的右腿往对角方向推，越过中线超过莲花脚。保持弯曲的右脚位在左边，身躯往右扭转下压。左臂弯曲以手肘带动腋窝往下压靠在弯曲的右腿上。

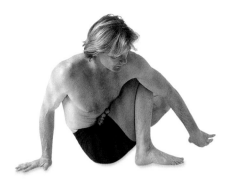

← Sapta 7：继续吸气

（Vinyasa 7）转动肩膀旋转左臂，将它在手肘处弯曲并环绕着右胫骨用力往后送。你可能需要把右手放在旁边的垫子上以帮助完成捆绑，但不要往后倾斜或开始扭转腰椎。保持往前坐，注视垫子前方。

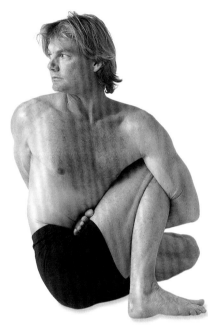

← Sapta 7：吸气—呼气（5 次呼吸）

（Vinyasa 7）一旦你的左臂已超过左腿，就再向前坐以完成捆绑，用左手抓住右手腕。坐在右脚和左大腿上，右臀朝垫子方向压并自骨盆往外坐直，拉长胸椎。现在，以胸骨带动旋转胸椎，从右肩上注视右方凝视点（parsva dristi）。左脚跟往下腹里勾屈，完全深呼吸 5 次。

→ Astau 8：呼气—吸气

（Vinyasa 8）呼气，放开捆绑，身体重新还原到中间位置。手放在垫子上。（Vinyasa 8）保持右胫骨对于右腋窝内侧的压力，向内吸紧收束（bandha）。吸气，往前倾斜身体上抬，用手保持平衡。为防止往前摔倒，抬头并注视垫子前方，准备以 Chatvari（见 30 页）着地。

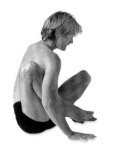
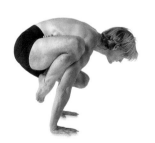

→ Nava 9，Dasa 10，Ekadasa 11：半串联体位（Half vinyana）

（Vinyasa 9—11）半串联体位至左侧，重新还原到步骤 2。从这时起重复接下来的步骤，左右方向互换。在完成左侧的运动之后，向上串联体位（Vinyasa 14—18）至山式（Samasthitih，见 73 页）。

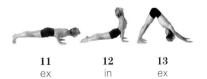

11
ex

12
in

13
ex

船　式

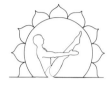

Navasana　　Vinyasa：13；花儿：第7；凝视点：脚趾

Nava 意为"船"，这个体位（asana）因为它的姿势与 V 形的船脊骨相似而得名。这个体位的主要益处是它可以巩固脊椎部位。如果在这个练习阶段之前你的身体内部不是很强健，在收束（bandha）的培养方面还是没有进展，那么就会很难准确地完成船式。要保持"漂浮"的姿势，脚趾和眼睛是否在同一高度上将决定腿和背部的正确角度。要保持脊椎和腿伸直，收束的有力控制是非常必要的。当你优雅地在双臂间提起整个身体，向上进入手倒立，然后再下来时，由收束产生的内部能量得到了有力的展示——所有的动作都没有腿或身体的任何部分接触地面。

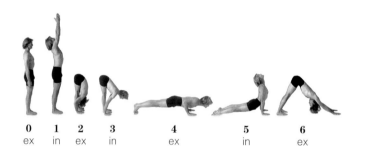

← 向下串联体位（Vinyasa down）
（Vinyasa 1—6）做完这一系列动作进入下犬式（见 70 页）。

0	1	2	3	4	5	6
ex	in	ex	in	ex	in	ex

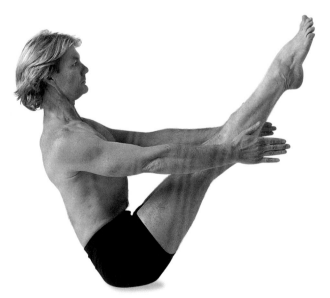

← Sapta 7：吸气—呼气（5 次呼吸）
（Vinyasa 7）从下犬式开始，跳起双脚穿过手臂，不要让身体或腿接触垫子。双腿向上摆起，直稳地坐在臀部上，伸直背部和双腿以创造一个清晰的 V 形角度。眼睛和脚趾应当保持在同一水平线上。胸腔上提并收缩下腹以达到收腹收束（uddiyana bandha）的完全效果。手臂往膝盖两侧伸直。直视脚趾凝视点（padhayoragrai dristi）（见 28 页），完全深呼吸 5 次。

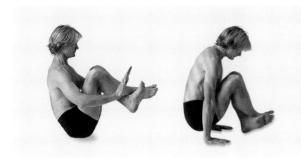

技巧：直腿上提的另一替换姿势是双腿交叉，但不能触地，并在呼气时把它们往胸腔里收缩。双手向前转动，手掌用力下压并用手臂的力量上提身体离开地面，双腿保持收缩并抵制双脚接触地面的倾向。

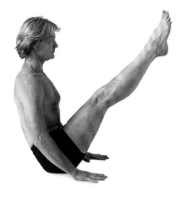

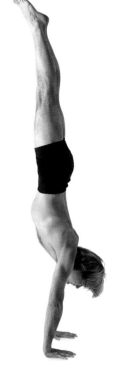

← Astau 8：呼气

（Vinyasa 8）保持腿部的上提，手放在臀部前面一点的垫子上。进一步收腹，完全启用会阴收束（mula bandha）和收腹收束。视线往下移动并稍微缩短身体的前面部分，引导身体内部的能量稳定地通过手掌传递到垫子中。

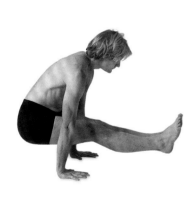

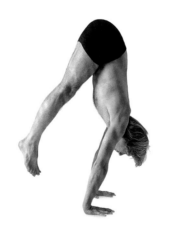

↑ Astau 8：吸气—呼气

（Vinyasa 8）肩膀向前移动至手腕的前方，往上吸紧收腹束身体上抬，使括约肌活动起来，双腿往后收并穿过手臂。现在，头部放低，臀部上升。继续上升至手倒立。呼气，以髋部为轴并放低双腿穿过手臂。臀部着地，向上抬腿和手臂成船形，持续 5 次深呼吸。再把这一系列重复 4 次，最后把身体放低至 Chatvari（见 30 页）。

↓ 向上串联体位（Vinyasa up）

（Vinyasa 9—13）完成最后一次手倒立后，流畅地做完这一系列动作，以山式（Samasthitih，见 73 页）结束。

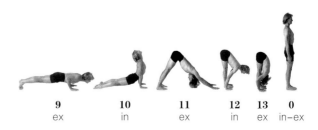

9	10	11	12	13	0
ex	in	ex	in	ex	in-ex

腿压双臂支撑式

Bhujapidasana Vinyasa：15；花儿：第8；凝视点：鼻尖

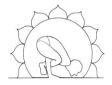

Bhuja 的意思是"手臂"或"肩膀"，而 pida 意为"压力"。这是第一个完全以手臂和手形成根基支撑身体的体位（asana）。通过进入和结束这个体位的转换，由收束（bandha）产生的内部能量得到了再一次有力的展示。有必要以双脚立起然后坐在手臂上，直至内部上提的力量得到发展。当内部上提力量得到有效发展时，目标就是在一次运动中进入最后的姿势。从最初的平衡体位开始，你需要进一步的力量和控制将下巴往前伸展并接触垫子。这个食道的伸展对其具有清洁和净化作用。

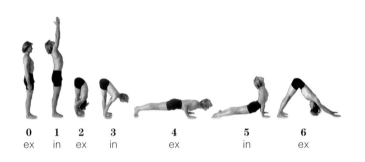

0 ex **1** in **2** ex **3** in **4** ex **5** in **6** ex

← **向下串联体位（Vinyasa down）**
（Vinyasa 1—6）做完这一系列动作进入下犬式（见 70 页）。

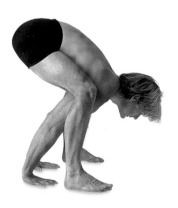

↑ **Sapta 7：吸气**
从下犬式开始，向上跃起到空中直至到达平衡点。但不是像你已经练习过多次的那样通过手臂跃起，而是绕着手臂的外侧跃起双腿并以脚着地。

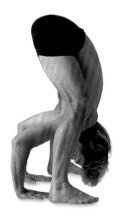

↑ **Sapta 7：接着吸气**
（Vinyasa 7）把身体的重心从脚转移到手上，手肘处弯曲把肩膀拉过双腿，头部向下，臀部上提至空中。现在，大腿内侧紧压上臂和肩膀，双手用力压在垫子上，为臀部往下坐做好准备。

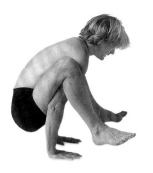

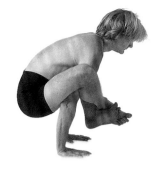

← Sapta 7：接着吸气

（Vinyasa 7）手掌往下压，手臂用力举起身体，启用收束，身体上抬时，右脚交叉于左脚之上。（高级水平）从下犬式跃起到这个姿势。第一次学习这个体位时，在此处保持平衡持续 5 次呼吸。

↑ Sapta 7：接着呼气

打开胸腔，用对腿部均等的反向压力把肩膀往后向大腿处压。利用平衡力抬头并伸展胸腔以放低臀部，"坐"在手臂后侧上。平衡双手，双腿飘浮在空中。

→ Astau 8：呼气—吸气（5 次呼吸）

（Vinyasa 8）慢慢呼气，屈肘，腿和脚不能触地，将下巴着地。开始时你可能需要缩头并把头顶放在垫子上。设法把手肘置于手掌根部的正上方并往后伸展臀部，下巴往前伸展。注视鼻子凝视点（nasagrai dristi），完全深呼吸 5 次。

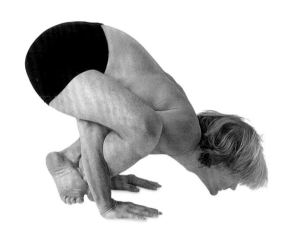

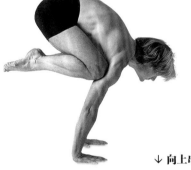

↓ 向上串联体位（Vinyasa up）

（Vinyasa 11—15）做完这一系列动作，以山式（Samasthitih，见 73 页）结束。

↑ Nava 9，Dasa 10：吸气—呼气—吸气

（Vinyasa 9）吸气，下巴上提，双腿打开，手臂和双腿伸直至双臂反抱腿式（Tittibhasana），仰视。呼气，以膝盖为轴双腿往后移动，在上臂后侧平衡至鹤禅式（Bakasana）。（Vinyasa 10）用呼吸和收腹收束（uddiyana bandha）的力量，将膝盖上提离开手臂（见 71 页）。为双腿往后伸出，胸腔向前以 Chatvari（见 30 页）着地做好准备。

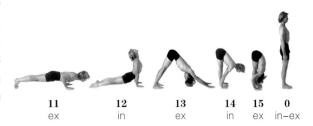

11	12	13	14	15	0
ex	in	ex	in	ex	in-ex

龟式和睡龟式

Kurmasana and Supta Kurmasana

Vinyasa：15；花儿：第 7，8 & 9；凝视点：第三眼

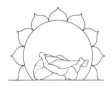

Kurma 意为"乌龟"，supta 的意思是"睡着的"。这个体位与乌龟的外形相似：第一，它的头和腿从壳里伸出来；第二，睡觉时，它的头和腿缩回壳里以保护自己。乌龟的真正本质是慢——暗示练这个体位不能操之过急。要花你所需要的时间来学习这两个复杂的体位，因为领悟它们对完成初级序列（Chikitsa，身体的清洁和净化）瑜伽的下半部分是至关重要的。另外，这个体位（asana）是中级序列（Nadi Shodhana，神经系统的净化）（见 19 页）的入门体位。

通过刺激神经丛（kanda），这个体位开始对精细的身体产生作用。神经丛位于下腹，身体中的成千上万个能量通道 / 经络（nadis）都起源于此。龟式对心脏和肺部有净化作用。前面体位中练习髋关节的打开对于这个体位是必不可少的，它可以让你把腿放在肩和颈后。

通过把腿的重量放在颈后部，你可以发展脊椎的额外力量——这种力量对接下来的体位非常重要。胸腔被扩展了，呼吸的困难也得到矫正，并且当你能够平衡吸气和呼气的长度时，呼吸系统就可以发挥它的全部潜能。

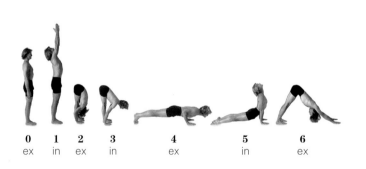

0 **1** **2** **3** **4** **5** **6**
ex in ex in ex in ex

↑ 向下串联体位（Vinyasa down）
（Vinyasa 1—6）做完这一系列动作
进入下犬式（见 70 页）。

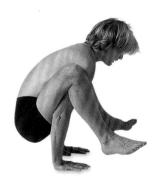

↑ Sapta 7：吸气
（Vinyasa 7）从下犬式向上跃起
到空中平衡点，双腿环绕在手臂
的外侧，用手臂后侧着地，如 105
页 Vinyasa 7。

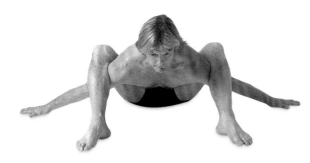

← **Sapta** 7：接着吸气

（Vinyasa 7）屈肘，把身体放低至垫子上，手臂从腿的下面往外伸展，继续伸展直至膝盖的后面位于肩膀之上。此时，不要给手肘和背施加任何压力。

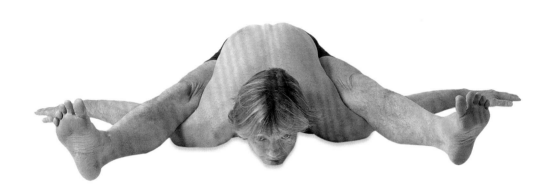

↑ **Sapta** 7：吸气—呼气（5 次呼吸）

（Vinyasa 7）耻骨朝垫子方向转动，拉长耻骨到胸骨的部位，胸腔压向垫子。从锁骨往外扩展至手臂再往外伸展至指尖，下巴向前伸展。现在伸直双腿，把膝盖骨和大腿向上拉。注视第三眼凝视点（broomadhya dristi），完全深呼吸 5 次。

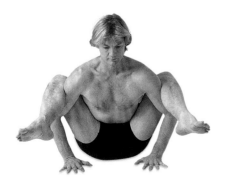

← **Astau** 8：呼气—吸气

（Vinyasa 8）此时，通过老师调整你姿势的细节，学习进入睡龟式（Supta Kurmasana）的转换。也有可能你自己从龟式（Kurmasana）中放松出来，一次一只脚地把腿放在头部后面（先放左脚）。或者你可以弯曲双膝脚跟往里收，创造一个空间把手放在垫子上，与肩同宽。手掌用力下压，双腿上抬离开垫子，重心后转至臀部。

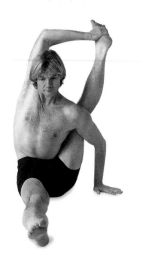

← **Astau 8：呼气—吸气**

（Vinyasa 8）呼气，右腿放开并用右手抓住左脚。吸气，左手用力下压，往后推左肩至抵左大腿。脊椎伸直并保持骨盆平直，伸直左腿。感觉腿部的最大长度的伸展。

注　意

107 页的龟式（Kunmasana）是这个体位的守门人，学生必须首先完成手臂和腿又平又直的龟式体位后再练习睡龟式（Surta Kunmasana）。

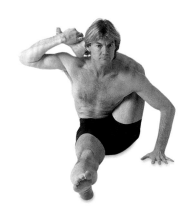

← **Astau 8：呼气**

（Vinyasa 8）左腿弯曲，转动髋关节，左膝外转。左腿向头部背后折叠，左上身超过左大腿。保持左腿放在头部后面的位置，伸直脊椎坐直，左肩向后压，抬头。现在松开右手。

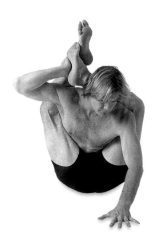

← **Astau 8：吸气—呼气**

（Vinyasa 8）吸气，把左手放在身体前面以保持平衡。然后右腿勾于右臂背部之上，右手抓住左脚踝。呼气，用右手大拇指上提右脚小腿肌肉并滑动左脚至右脚踝之下。再次拉另一侧身躯超过右大腿，双脚弯曲以把双腿锁在头后。抬头并扩展胸腔。

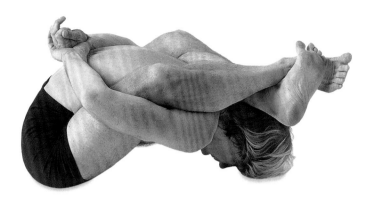

→ **Astau 8**：呼气—吸气（5 次呼吸）
（Vinyasa 8）放开右手放在垫子上，把身体慢慢地往前放低，前额放在垫子上。手臂往外侧伸展，转动肩关节手臂往背后折叠，右手抓住左手手腕。保持充分运用收束（bandha），注视第三眼凝视点，完全深呼吸 5 次。

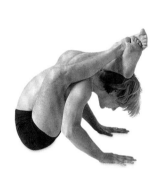

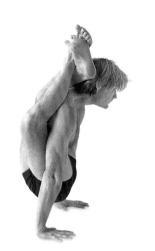

← **Nava 9**：吸气—呼气（5 次呼吸）
（Vinyasa 9）呼气，放开捆绑并把双手恰好放在肩膀下的垫子上。手掌用力紧压，开始上抬头部离开地面。吸气，用手臂和收束的力量，上提身体离开垫子。双腿保持在头部后面的位置，继续注视第三眼凝视点，头部用力往后压。完全深呼吸 5 次。

→ **Dasa 10**：吸气—呼气—吸气
（Vinyasa 10）呼气，放开双脚，伸直手臂与双腿进入双臂反抱腿式（Tittibhasana），向上看。呼气，以膝盖为轴把小腿往后折叠，膝盖抵住上臂的后侧保持平衡，进入鹤禅式（Bakasana）。（Vinyasa 11）利用吸气和收腹束（uddiyana bandha）的力量，将膝盖上提离开手臂（见 71 页）。为双腿往后跳出，胸腔推向前以 Chatvari（见 30 页）着地做好准备。

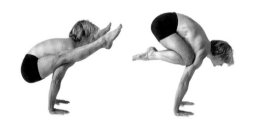

→ **向上串联体位**（Vinyasa up）
（Vinyasa 11—15）做完这一系列动作，以山式（Samasthitih，见 73 页）结束。

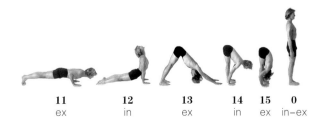

11	12	13	14	15	0
ex	in	ex	in	ex	in-ex

胎儿式和公鸡式

Garbha Pindasana and Kukkutasana

Vinyasa：15；花儿：第8&9；凝视点：鼻尖

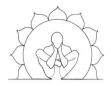

Garbha 意为"子宫"，pinda 意为"胎儿"，而 kukku 的意思是"公鸡"。这两个体位到达了初级序列（Chikitsa）瑜伽的顶点，在这个阶段身体产生最佳的运动热量。呼吸、收束（bandha）和串联体位（vinyasa）产生了这样的内部之火，以至于每个毛孔都会流汗，正是这一点提供了你所需要的润滑油。这一系列可以带来很大益处，主要是施加在脾和肝脏上的压力，可以按摩这些器官排出毒素，从而产生一个清洁的效果。它摇和滚转的动作对整个脊椎也是非常有益的，能释放龟式中可能产生的任何压力。摇、滚、转以及手的上提动作可以进一步发展身体的内部控制。

> **提 示**
>
> 如果你没能产生足够多、具有润滑作用的汗水以让手臂滑过腿之间，那就用植物喷壶在你身上轻轻地喷洒一点水。

↓ 向下串联体位（Vinyasa down）

（Vinyasa 1—6）做完这一系列动作进入下犬式（见70页）。

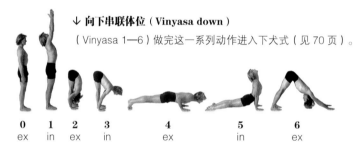

0	1	2	3	4	5	6
ex	in	ex	in	ex	in	ex

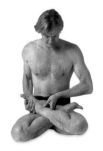

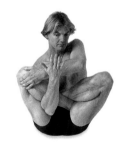

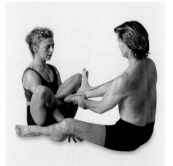

↑ Sapta 7：吸气—呼气

（Vinyasa 7 & 8）从下犬式，跳穿过手臂还原到棍杖式（Dandasana），折叠双腿进入莲花式（Padmasana），首先折叠右腿。记住是在腓肠肌和大腿之间的空间滑过。

↑ Astau 8：呼气

（Vinyasa 8）以左手作为支撑点，手指像小刀一般伸直，并把前臂指向右方，右手和前臂从右莲花腿中滑过，恰好在左脚脚踝的前面。左右方向互换，以另一只手臂做相同的动作。

技巧：如果你需要帮助才能完成这个体位，请搭档用脚抵住你的膝盖的下面作为支撑。这样他的两只手都能自由运用，把你的手臂从腿中拉出来。他再转换腿的位置帮你把另一只手臂拉出来。

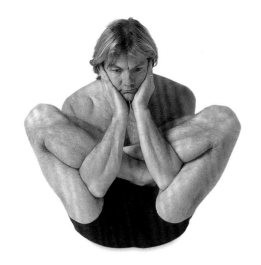

← Astau 8：呼气—吸气（5 次呼吸）

（Vinyasa 8）弯曲左臂把肘部拉出来，然后把手拉拢捧住脸。完全以坐骨平衡身体，拉长骨盆到胸骨的部位并打开胸腔。注视鼻子凝视点（nasagrai dristi），完全深呼吸 5 次。如果你能用手指捂住耳朵，你听到的呼吸声音与胎儿在子宫中听到的声音相似。

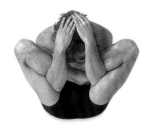
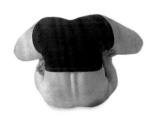

← Nava 9：吸气—呼气

稍微把臀部转到右侧以帮助身体向顺时针方向旋转，吸气，沿着脊椎线向前滚转。呼气，向后滚转，再次向右转臀部。共重复九次以完成一个完整的循环，以脊椎和垫子的中线重合成一条直线结束。

↑ Nava 9：呼气

（Vinyasa 9）头往下缩进手中并缩短胸骨和耻骨之间的距离，将身体屈成一个球状，确保脊椎屈成圆形——任何平直的部位都会阻止这个滚转动作。继续呼气，沿着脊椎线往后滚转。

← Nava 9：吸气—呼气（5 次呼吸）

（Vinyasa 9）在最后一个滚转动作完成时，用吸气的力量带动身体到公鸡式（kukkutasana），把手往下平放在垫子上，伸直手臂以使身体上抬离开地面。打开胸腔，抬头，注视鼻子凝视点，完全深呼吸 5 次。

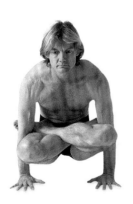

↑ Dasa 10：吸气

（Vinyasa 10）手臂滑出把手放在莲花腿的两侧，手掌用力下压，身体上提离开垫子。启动收束，将莲花腿摆回穿过手臂，在平衡点时打开莲花腿，为双腿往后跳出，胸腔向前推以 Chatvari（见 30 页）着地做好准备。

↓ 向上串联体位（Vinyasa up）

（Vinyasa 11—15）做完这一系列动作，以山式（Samasthitih，见 73 页）结束。

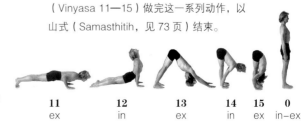

11	12	13	14	15	0
ex	in	ex	in	ex	in-ex

束角式 A & B

Baddha Konasana　Vinyasa：15；花儿：第 7 & 8；凝视点：鼻尖

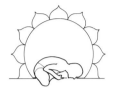

　　Baddha 的意思是"绑住的"，kona 意为"角"。这个体位有时被称为补鞋匠的坐姿。瑜伽著作认为束角式是最伟大的体位（asana），声称它可以治疗与肛门相关的疾病。要达到这个治疗效果，必须启用会阴收束（mula bandha）和收腹收束（uddiyana bandha）。这个体位在身体上打开髋部，它是与手臂压力系列（Bhujapidasana，见 104—105 页）和龟式（Kurmasana，见 106—109 页）的反向姿势。那些多年坐在地板上的学生可能非常容易地完成束角式。然而，习惯坐在椅子上或做剧烈运动的学生在学习这一体位时可能会遇到一些困难，或许会感觉不适甚至疼痛。因此，练习束角式需要具有一定的谨慎和耐性。

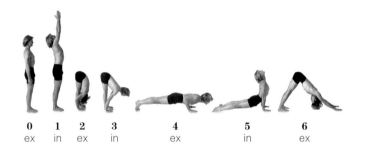

0 ex　**1** in　**2** ex　**3** in　**4** ex　**5** in　**6** ex

← 向下串联体位（Vinyasa down）
（Vinyasa 1—6）做完这一系列动作进入下犬式（见 70 页）。

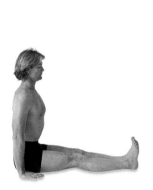

↑ Sapta 7：吸气
从下犬式，跳起穿过手臂还原到棍杖式（Dandasana）。脊椎坐直，完全内吸会阴收束和收腹收束，如 77 页步骤 6。

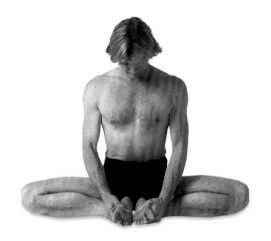

↑ Sapta 7：吸气—呼气（5 次呼吸）
（Vinyasa 7）屈膝，脚跟往里收缩压住会阴处。双脚靠拢，脚底朝上（像打开一本书）。放松髋关节，膝盖往垫子上压。继续启用收束（bandha），胸腔上提，拉长脊椎。注视鼻子凝视点（nasagrai dristi），完全深呼吸 5 次。

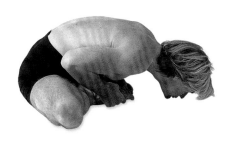

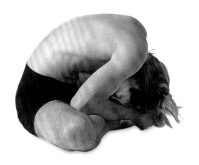

↑ **Astau** 8：呼气—吸气（5 次呼吸）

（Vinyasa 8）保持脊椎的伸展，耻骨向垫子方向转动，身体从髋关节处向前折叠，下巴放在垫子上。注视鼻子凝视点，完全深呼吸 5 次。肩膀放松，每一次吸气时利用收腹收束的定向能量继续拉长耻骨和胸骨之间的距离。每一次呼气时，加强会阴收束的应用。

↑ **Astau** 8：呼气—吸气（5 次呼吸）

吸气，停下向前伸展的动作，放松，坐直。呼气，腹部向内收缩，往下卷屈脊椎直至头顶放在脚底之上。继续注视鼻子凝视点，完全深呼吸 5 次。伸展后颈部为下一个体位做好准备。

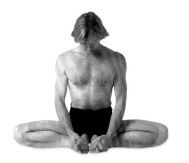

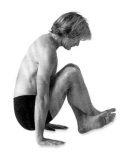

← **Dasa** 10：吸气

呼气，放开手，腿交叉并把手放在髋关节的前面一点垫子上，与肩同宽。（Vinyasa 10）吸气，手掌用力往下压，身体前倾，上抬离开垫子，双腿摆起穿过手臂，为以 Chatvari（见 30 页）着地做好准备。

↑ **Nava** 9：吸气

（Vinyasa 9）再次坐直，还原到步骤 3 的姿势。

↓ **向上串联体位**（Vinyasa up）

（Vinyasa 11—15）做完这一系列动作，以山式（Samasthitih，见 73 页）结束。

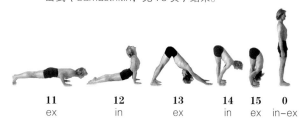

11	12	13	14	15	0
ex	in	ex	in	ex	in-ex

坐角式

Upavishta Konasana　Vinyasa：15；花儿：第8；凝视点：第三眼

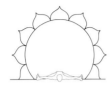

　　Upavishta 意为"坐下的"，kona 的意思是"角"。这一系列运动是变化的宽角度体位即双角式系列（Prasarita Padottanasana，见 56—63 页）的坐式版本。在这里，通过改变根基，坐骨神经得到强度的伸展，使它和源自脊椎并分布到腿上的其他神经都得到了锻炼。因此加强了脊椎、下背和腰。会阴收束（mula bandha）和收腹收束（uddiyana bandha）的运用非常重要，不仅能保持和引导内部能量，而且能防止腿筋和坐骨神经的过于伸展。这个体位（asana）的第二个部分是体位的上升——一个需要平衡感的上提，这种平衡感是对收束（bandha）应用质量的真正检验。

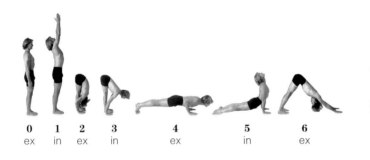

0 **1** **2** **3** **4** **5** **6**
ex　in　ex　in　　ex　　in　　ex

← 向下串联体位（Vinyasa down）
（Vinyasa 1—6）做完这一系列动作进入下犬式（见 70 页）。

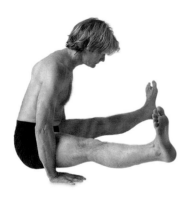

↑ Sapta 7：吸气
从下犬式腿穿过手臂，身体和腿不要接触地面。双腿往两侧打开，慢慢地放低身体至垫子上。

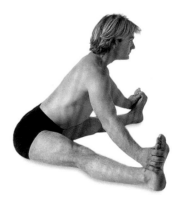

↑ Sapta 7：接着吸气
（Vinyasa 7）伸直双腿，手臂向前伸展抓住脚的外侧。大拇指往下压放在大脚趾和第二个脚趾间的根部位置。打开并上提胸腔，远离腿部直至手臂和背部伸直。拉长耻骨和胸骨之间的部位，仰视第三眼凝视点（broomadhya dristi）。

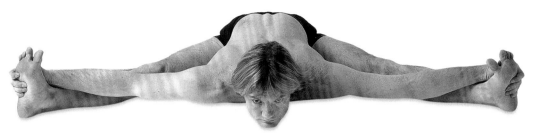

↑ Astau 8：呼气—吸气（5 次呼吸）

（Vinyasa 8）收缩下腹以保持下背的长度，耻骨向垫子方向转动，向下折叠身体直至把下巴放在垫子上。膝盖骨和大腿往上拉，大腿内侧肌肉往上朝天空旋转，腹股沟伸展至脚踝的部位。身体往前拉，下巴往前伸，注视第三眼凝视点，完全深呼吸 5 次。

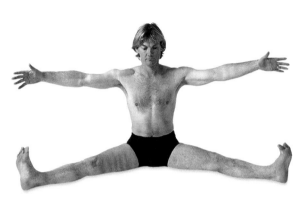

↑ Nava 9：吸气

（初学者／中级水平）放松双手、头部和身躯上抬，抬起双手与肩同高。（最终你将可能把脚上提至步骤 6 所演示的平衡点。）

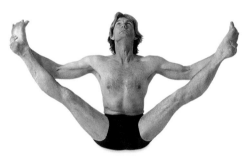

↑ Nava 9：吸气—呼气（5 次呼吸）

（Vinyasa 9）（高级水平）双腿伸直，上抬腿部离开地面直至抬到等待的双手边。抓住脚的外侧。收缩下腹，耻骨向前转动，从而把骨盆带到平衡的临界点。胸腔上提，仰视天空凝视点（urdhva dristi），完全深呼吸 5 次。

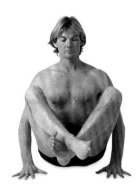

← Dasa 10：呼气—吸气

呼气，松开双手，腿交叉而不要让脚接触地面，手恰好放在髋关节前面的垫子上，与肩同宽。（Vinyasa 10）吸气，手掌用力下压，身体前倾，身体上抬离开垫子，腿向后摆穿过手臂，然后回到 Chatvari（见 30 页）。

→ 向上串联体位（Vinyasa up）

（Vinyasa 11—15）做完这一系列动作，以山式（Samasthitih，见 73 页）结束。

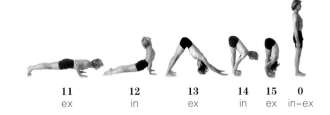

| 11 | 12 | 13 | 14 | 15 | 0 |
| ex | in | ex | in | ex | in-ex |

睡角式

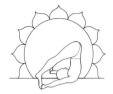

Supta Konasana　Vinyasa：16；花儿：第8；凝视点：鼻尖

Supta 意思是"睡觉的"，kona 意为"角"。这是第一个倒立体位（asana），它是肩倒立（Salamha Sarvangasana，见134—137页）的准备动作，和后翻串联体位（Chakrasana，见120—121页）的先决条件。

这个体位的进入是从仰卧的山式（Samasthitih，见30页）开始的。在这个体位中还有一个额外的呼气来启用收束（bandha）。收束控制的运用是至关重要的：首先，它保护下背；其次，它发起上抬双腿离开地面所需的内部能量。当你用后脑向前推，发起向上旋转的动力时，颈部肌肉得到了加强，整个脊椎旁边的肌肉也得到了按摩。

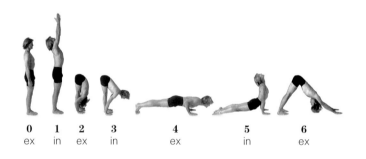

0	1	2	3	4	5	6
ex	in	ex	in	ex	in	ex

← 向下串联体位（Vinyasa down）

（Vinyasa 1—6）做完这一系列动作进入下犬式（见70页）。

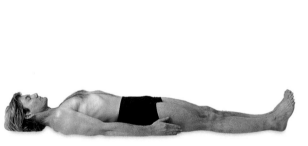

↑ Sapta 7：吸气—呼气

（Vinyasa 7）从下犬式开始，吸气，腿跳起穿过手臂至棍杖式（Dandasana），注视脚趾凝视点（dristi）。呼气，手贴住大腿两侧，脊椎弯曲，一次一根脊椎骨地向下，直至背部全部平放在垫子上。在放低头部之前，检查脊椎骨是否在同一条直线上，并做一些必要的纠正以把身体放在中线上。膝盖骨和大腿向上拉，伸直手臂，开始收束控制。这不是一个休息或放松的姿势，它本质上还是山式，只不过是躺下来的动作。

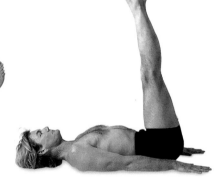

↑ Astau 8：吸气

（Vinyasa 8）手臂朝着身体向内旋转，把手掌向下放在大腿两侧的垫子上。现在，使用由运用收束（bandha）而产生的内部能量，把伸直的腿上提离开垫子举至空中，引导内部的上提能量穿过双腿往上，用手臂的推力把臀部和背部也上抬离开垫子。

→ **Astau 8**：呼气—吸气（5 次呼吸）

（Vinyasa 8）呼气，向上滚动重心移至肩膀，双腿越过头顶放在地上并打开，用双手的前两个手指分别抓住两个大脚趾，往后伸直双腿和背部以拉长耻骨和胸骨之间的距离。注视着鼻子凝视点（nasagrai dristi），完全深呼吸 5 次。在最后一次呼气时，进一步弯曲重心至颈后部——好像你正在把一根弓线往回拉。

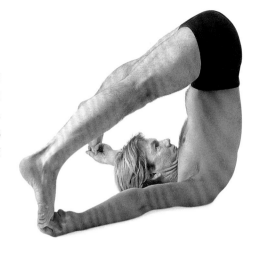

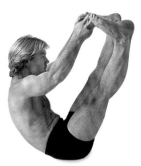
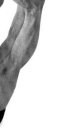

↑ **Nava 9**：吸气

（Vinyasa 9）启用收束，后脑推地并开始沿着脊椎向上滚起。滚动时，下巴朝着胸骨往里收缩，就在达到平衡点时，打开并上抬头部和胸腔。仰视第三眼凝视点（broomadhya dristi）。在这次吸气结束和下次呼气开始的这一瞬间保持这种平衡。

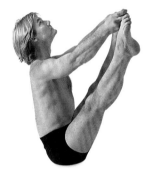

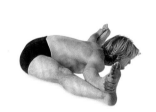
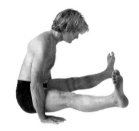

↑ **Nava 9**：呼气

（Vinyasa 9）呼气，慢慢地放低身体至 114 页坐角式中的步骤 4。（Vinyasa 10）吸气抬头，呼气，把手往下放在大腿两侧的垫子上。手掌用力下压。（Vinyasa 11）吸气，整个身体上抬离开垫子，腿交叉。呼气，双腿后摆穿过手臂以 Chatvari（见 30 页）着地。

→ **向上串联体位**（Vinyasa up）

（Vinyasa 12—16）做完这一系列动作，以山式（见 73 页）结束。

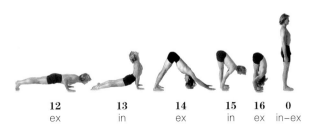

12	13	14	15	16	0
ex	in	ex	in	ex	in-ex

躺位腿上抬式

Supta Padangusthasana

Vinyasa：28；花儿：第 9，11，17 & 19；凝视点：鼻尖 & 侧边

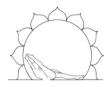

Supta 的意思是"睡觉的"，pada 意为"脚"，angustha 解释为"大脚趾"。这个体位（asana）是站立腿上提式（见 66—67 页）的仰卧版本，这个体位也是从仰卧的山式（Samasthitih，见 44 页和 116 页）开始进入的。这个体位难度非常大，因为躺着的时候实质上是等同于站立的状态。这里的难点不在于平衡，而在于发现你与根基之间的联系。地面已经从你"站立"的脚下抽走了，因此，在往下扎根到一个内部的根基的过程中，收束（bandha）控制的运用极其重要。所以，"站立"的腿必须积极地工作——就好像你是站立着的。收束控制的运用将为这个体位打好基础并保护你的下背部。

提 示

为了保持这个体位所必要的中轴位置，躺下时保持五个 bandha，同时启动盆底、小腹、喉、腹股沟、腋窝，这点很重要。

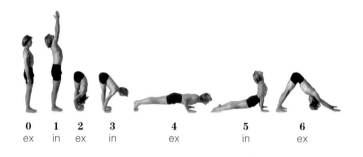

← 向下串联体位（Vinyasa down）

（Vinyasa 1—6）做完这一系列动作进入下犬式（见 70 页）。

0	**1**	**2**	**3**	**4**	**5**	**6**
ex	in	ex	in	ex	in	ex

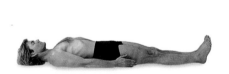

↑ Sapta 7：吸气—呼气

（Vinyasa 7）从下犬式开始，吸气，腿跳起穿过手臂至棍杖式（Dandasana）。呼气躺下，检查脊椎是否成一条直线，如 116 页，卧山式。

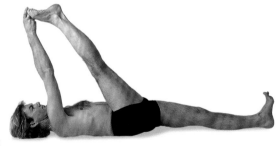

↑ Astau 8：吸气

（Vinyasa 8）左手放在左大腿上——这是你的"站立的"腿。启用收束既保护下背部又保持骨盆平直。现在，利用内部能源笔直往上抬起右腿。用右手的大拇指和食指抓住右脚的大脚趾，注视脚凝视点（padhayoragrai dristi）。

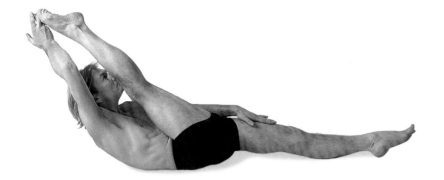

↑ Nava 9：呼气—吸气（5 次呼吸）

（Vinyasa 9）呼气，左腿用力往下推，好像以它站立着一样，背部抬高并完全离开垫子。右腿以上腹的力量结合收束上提，直至下巴贴住胫骨。利用右腿和右臂之间反向的能量使背部离开垫子，凝视点鼻尖，饱满深呼吸 5 次。

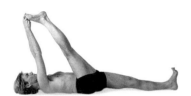

← Dasa 10：吸气

（Vinyasa 10）保持双腿用力，背部放低并把头往下放在垫子上——重新开始 Astau 8 中描述的相同的动作。

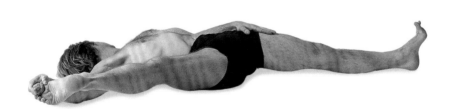

↑ Ekadasa 11：呼气—吸气（5 次呼吸）

（Vinyasa 11）继续启用会阴收束（mula bandha）和收腹收束（uddiyana bandha），左手紧放在左大腿上以保持骨盆的平直和水平方向。呼气，放松右髋关节，右腿朝着右侧向外旋转并往下放在垫子上，大腿内侧往下转动并把脚跟放在垫子上。收腹，加强双腿的力量并拉长脊椎。转头从左肩上注视远左方凝视点（parsva dristi），饱满深呼吸 5 次。

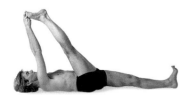

← Dvadasa 12：吸气

（Vinyasa 12）左手下压左腿，右腿转回上举至垂直面，如步骤 3。

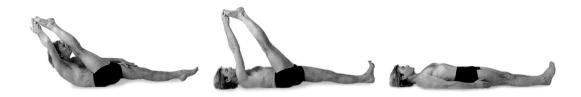

↑ **Trayodasa 13—Caturdasa 14—Pancadasa 15**：呼气—吸气—呼气

（Vinyasa 13）呼气，背部上提离开垫子，下巴贴近胫骨，如 119 页步骤 4。

（Vinyasa 14）吸气，背部放低，头部往下放低至垫子上，如 118 页步骤 3。

（Vinyasa 15）呼气，右腿，右手臂往下放低至垫子上并还原到中立躺位。从卧山式开始，左腿重复下面的步骤（Vinyasa 16—23），左右方向互换。

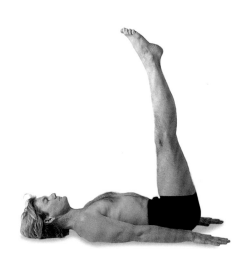

↑ **Caturvimsatih 24—Chakrasana**：吸气

在完成左侧动作之后，开始后翻串联体位 Chakrasana（Vinyasa 24）。双手平放在大腿两侧的垫子上，利用由收束产生的内部能量，上举双腿离开垫子至空中。引导内部能量上提穿过腿部朝天空一直往上，利用手臂对垫子的推力上抬臀部和背部离开地面。练习这个最初的上提动作非常重要，因为它与肩倒立式（见 134—137 页）中所需要的上提是同一动作。

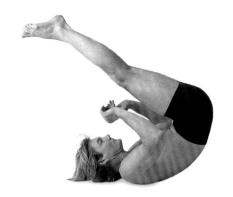

← Chakrasana：吸气

（Vinyasa 24）（后翻串联体位）背部继续上提离开垫子，双腿高抬，与头部大约成 45 度角。手臂从垫子上的平放位置上抬至头部之上。串联体位（vinyasa）的精髓，呼吸和运动同步，在这里是至关重要的（见 20—25 页），以内部上提动作和滚动动作转换成一个优雅的向后翻滚动作。

→ Chakrasana：接着吸气

（Vinyasa 24）（后翻串联体位）跟随步骤 12 中的翻滚的惯性，手放在头部两侧的垫子上，手指指向肩膀。在向上滚到重心至肩关节的同时，手掌紧紧下压。保持双腿的力量，与手臂的下推同步，双腿往后射出。翻滚的惯性结合双腿的上提以及手的推力将为你转过头部提供足够的空间。此时，不要通过一边肩膀下沉或把头部倾向一侧而让整个后翻串联体位中途失败——这样会给颈部带来伤害。在流畅的吸气间，你必须发展内部上提以及手掌下推的同步进行。

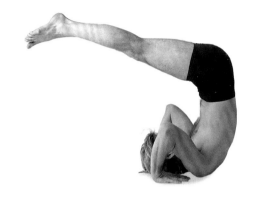

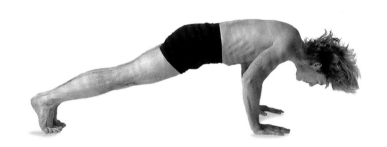

↑ Chakrasana：呼气

（Vinyasa 24）（后翻串联体位）在你把双腿往后射出和手掌下推的同时，摆动头部穿过手臂之间的空间，以脚掌着地。屈肘贴近身躯的两侧，身体慢慢地放低至 Chatvari（拜日式的 Vinyasa 4，见 30—31 页），注视鼻子凝视点（nasagrai dristi）。

↓ 向上串联体位（Vinyasa up）

（Vinyasa 24—28）完成上述所详细描述的向后翻滚之后，做完这一系列动作，以山式（Samasthitih，见 73 页）结束。

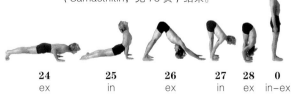

24	25	26	27	28	0
ex	in	ex	in	ex	in-ex

平衡手抓脚趾式

Ubhaya Padangusthasana　Vinyasa：15；花儿：第9；凝视点：第三眼

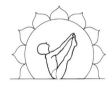

　　Ubhaya 意为"两者"，pada 意为"脚"，而 angustha 的意思是"大脚趾"。除了其中的角度已经被合起，双腿拉拢之外，这个体位（asana）与睡角式（Supta Konasana，见 116—117 页）相同。这个体位特别有益于净化和加强腰、胃、肛门和生殖器。后脑的推地以及进入这个体位的翻滚动作加强了脊椎的力量，并让脊椎为初级（Chikitsa）瑜伽系列的尾声体位桥式（见 126—127 页）和结束体位（见 134—139 页）做好准备工作。优雅地以直腿进入这个体位显示了由会阴收束（mula bandha）、收腹收束（uddiyana bandha）、收颌收束（Jalandhara bandhas）的运用而产生的内部能量。

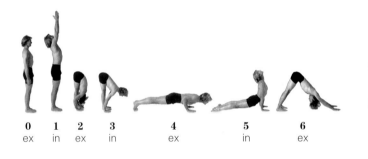

0	**1**	**2**	**3**	**4**	**5**	**6**
ex	in	ex	in	ex	in	ex

← 向下串联体位（Vinyasa down）

（Vinyasa 1—6）做完这一系列动作进入下犬式（见 70 页）。

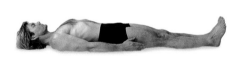

↑ Sapta 7：吸气—呼气

（Vinyasa 7）从下犬式开始，吸气，腿穿过手臂至棍杖式（Dandasana）。呼气，躺下，检查脊椎是否成一条直线，如 116 页。

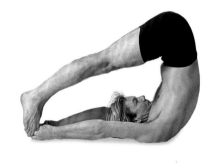

↑ Astau 8：吸气

（Vinyasa 8）双手放在大腿旁边的垫子上。利用收束（bandha）产生的内部能量上举伸直的双腿离开垫子，用手臂的推力上提臀部和背部，并向上翻滚将重心移至肩膀。双腿越过头顶放在垫子上，用两只手的食指和中指勾住大脚趾。拉直并拉长双腿和背部，注视鼻子凝视点（nasagrai dristi）。

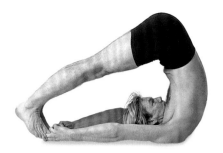

← Astau 8：呼气

就如往后拉弓弦，进一步弯曲身体将重心移至颈后。你要确保利用了呼气的全部长度，在呼气结束时，下腹收缩并启用会阴收束和收腹收束。继续注视鼻子凝视点以让意识更深层次地集中于身体的内部控制。

→ Nava 9：吸气

（Vinyasa 9）后脑用力地往下推，开始沿着脊椎向上滚动，保持下巴朝胸骨收缩，并让脊椎形成一条曲线。此处的技巧是轻轻地抓住脚趾以连接腿部和手臂力量之间的反向力。现在由肚脐带动开始翻滚，而不是腿部。

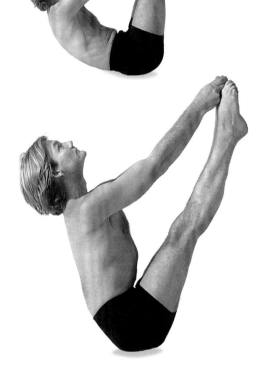

→ Nava 9：吸气—呼气（5次呼吸）

如果不加以控制，这个流畅翻滚的惯性将会让你超过平衡点，防止这种情况发生并能在平衡点就停止的技巧是在此时正好开始呼气，完全的呼气并同时打开胸腔和抬头。一旦建立了平衡，就仰视第三眼凝视点（broomadhya dristi）。保持平衡，完全深呼吸5次。

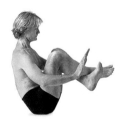

↑ Dasa 10：呼气—吸气

放开脚趾，双腿交叉而不要接触垫子，完成呼气时把它们收缩至胸腔。同时，用手保持平衡，身体向前摆动，重心前移至双手掌着地。（Vinyasa 10）吸气，保持双腿收缩，臀部离开垫子，身体上抬。双腿向后摆，穿过手臂以Chatvari（见30页）着地。

↓ 向上串联体位（Vinyasa up）

（Vinyasa 11—15）做完这一系列动作，以山式（Samasthitih，见73页）结束。

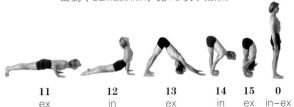

11	12	13	14	15	0
ex	in	ex	in	ex	in-ex

平衡前屈式

Urdhva Mukha Paschimattanasana　　Vinyasa：16；花儿：第10；凝视点：脚趾

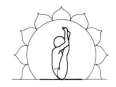

Urdhva 意为"向上地"，mukha 意为"脸"，paschima 的意思是"西方"，而 uttana 解释为"剧烈的"。这一系列的挑战在于优雅地发展平衡能力以及做极端体位时保持平衡的能力。这个系列延续着前一个系列，并有它所有的治疗效果。要正确地练习这个体位（asana）并获得内在的平静，需要建立对会阴收束（mula bandha）和收腹收束（uddiyana bandha）的正确运用。当我们进入初级序列（Chikitsa）瑜伽的尾声，我们要重复练习由猛烈的前屈和后仰结合成的对立体位。这些平衡姿势显示了瑜伽体位的高级水平，当体位以特殊的顺序组合在一起时，就能达到这种水平。如果能严格地遵循这种顺序，它的动作将会改善和清洁关节、肌肉、神经以及器官的功能。

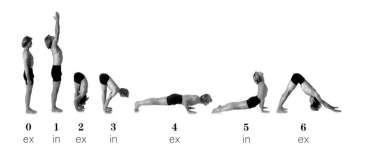

| **0** | **1** | **2** | **3** | **4** | **5** | **6** |
| ex | in | ex | in | ex | in | ex |

← 向下串联体位（Vinyasa down）
（Vinyasa 1—6）做完这一系列动作进入下犬式（见 70 页）。

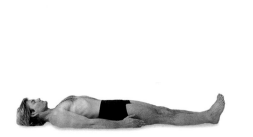

↑ Sapta 7：吸气—呼气
（Vinyasa 7）从下犬式开始，吸气，腿跳起穿过手臂至棍杖式（Dandasana）。呼气，躺下时，检查脊椎是否成一条直线，如 118 页步骤 2。

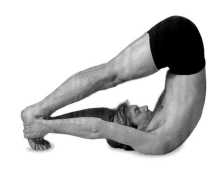

↑ Astau 8：吸气—呼气
（Vinyasa 8）双手放在大腿旁边的垫子上，利用收束（bandha）产生的内部能量上举伸直的双腿，用手臂的推力上提臀部和背部并向上翻滚将重心移至肩膀，双腿越过头顶放在垫子上，紧握脚的两侧。腿和背部伸直。注视鼻尖凝视点（nasagrai dristi）。然后，呼气，进一步弯曲身体将重心移至颈后，内部收束并为下次吸气时向上滚起做好准备。

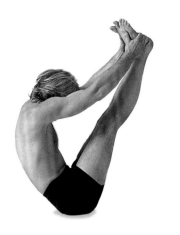

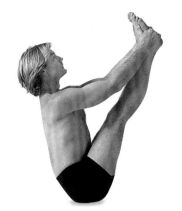

← Nava 9：吸气

（Vinyasa 9）继续向上滚起并保持双腿伸直，以坐骨为根基保持平衡。为保持这个平衡点，将双腿伸直，脚趾绷起指向上方。然后，伸直手臂，打开胸腔并抬头。收腹，注视脚趾凝视点（padhayoragrai dristi）。

↑ Nava 9：吸气

（Vinyasa 9）后脑用力地往下推，开始沿着脊椎滚起，保持下巴朝胸骨收缩让脊椎形成曲线。轻轻地抓住脚以连接腿部和手臂力量之间的反向力。现在由肚脐带动开始翻滚，而不是腿部。

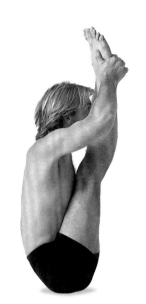

← Dasa 10：呼气—吸气（5 次呼吸）

（Vinyasa 10）膝盖放松并稍微弯曲，耻骨朝大腿后侧转动以便后背上提。身躯沿着垂直的腿部往上伸展，下巴贴在胫骨上。膝盖骨和大腿往上拉以伸直双腿，注视脚趾凝视点，意识向内集中于会阴收束和收腹收束。保持这个平衡并完全深呼吸 5 次。

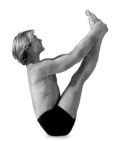

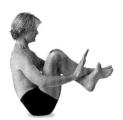

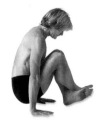

↓ 向上串联体位（Vinyasa up）

（Vinyasa 12—16）做完这一系列动作，以山式（Samasthitih，见 73 页）结束。

↑ Ekadasa 11：呼气—吸气

呼气，放开双脚，双腿交叉而不要接触垫子，呼气结束时把它们收缩至胸腔。同时，用双手在空中平衡，身体向前滚重心移至手上。（Vinyasa 11）吸气，双腿收缩，臀部离开垫子，身体上抬。双腿向后摆，穿过手臂以 Chatvari（见30 页）着地。

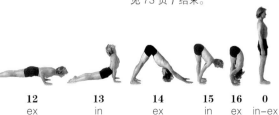

12	13	14	15	16	0
ex	in	ex	in	ex	in-ex

桥 式

Setu Bandhasana Vinyasa：15；花儿：第9；凝视点：鼻尖

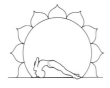

Setu 意为"桥"，bandha 解释为"锁""封缄"或"完成"。初级序列（Chikitsa，见 18 页）瑜伽的这一最后体位（asana）是前一组动作的相反体位，它伸展了颈部和脊椎。桥式是对平衡和力量的结合，它充当了连接你刚已完成的前屈体位和接下来的弯背式的桥梁。当颈部往后伸展时，头顶和脚成为身体的根基，颈部肌肉也因此变得更加强健，更有弹性。你的双腿和背部必须积极地工作来支撑身体。

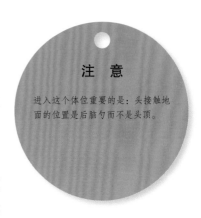

注　意

进入这个体位重要的是：头接触地面的位置是后脑勺而不是头顶。

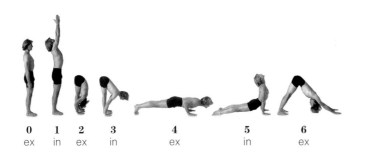

0	1	2	3	4	5	6
ex	in	ex	in	ex	in	ex

← 向下串联体位（Vinyasa down）
（Vinyasa 1—6）做完这一系列动作进入下犬式（见 70 页）。

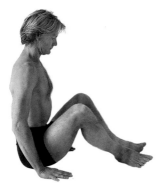

↑ Sapta 7：吸气
（Vinyasa 7）从下犬式开始，吸气，腿跳起穿过手臂至棍杖式（Dandasana）。然后屈膝，双脚收缩直至离耻骨大约 45 厘米（18 英寸）处。脚跟靠拢脚趾向外转，以查理·卓别林（Charlie Chaplin）的方式把双脚放在垫子上。注视双脚。

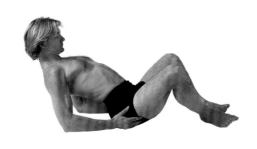

↑ Astau 8：呼气
（Vinyasa 8）双手抓住臀部的两侧往后躺，重心放在手肘之上。耻骨朝地面向下转动，拉长腹部，胸腔上提。继续注视双脚以确保当你往后躺时脚跟和下巴之间尽可能地成一条直线。

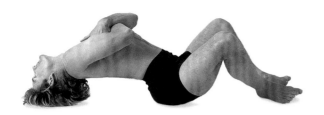

← Astau 8：继续呼气

（Vinyasa 8）手肘往下推，脊椎继续拱起，头往后移动并把头顶放在垫子上。现在把头轻轻地往下压，双手从臀部的两侧放开，接着手臂交叉并把手放在腋窝之下，启用腋窝收束。保持双脚、臀部和头顶三个根基的受力均等。注视鼻子凝视点（nasagrai dristi）。

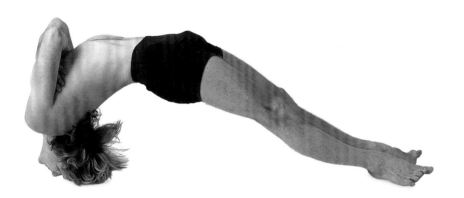

↑ Nava 9：吸气—呼气（5 次呼吸）

（Vinyasa 9）启用所有 5 个收束（bandha）并开始用双脚和头部更用力地下压提起臀部根基。在臀部上抬离开垫子之前，脚和头部之间的根基必须稳固均衡。现在，双腿和上脊椎用力上抬，继续注视鼻尖凝视点以保持一根笔直的中轴线。一旦你能稳定下来并且臀部离开垫子，就上拉膝盖骨和大腿以完全伸直双腿。均衡地用头部推地，让重心从后脑勺滚移到头顶。保持平衡，完全深呼吸 5 次。

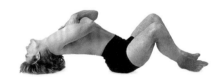

↑ Dasa 10：呼气

（Vinyasa 10）意识集中于头部根基，并开始慢慢屈膝。保持头部和双脚之间的受力平衡，沿着头顶的中线滚转回与 Astau 8 相同的体位。

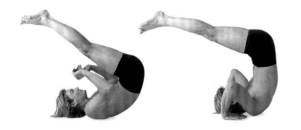

↑ Ekadasa 11-Chakrasana：吸气—呼气

放开交叉的手臂，双手放回到臀部的两侧，这样你就可以上提并松开头部和颈部，用由收束产生的内部能量，将双腿上举离开垫子至空中转到后翻串联体位（Chakrasana，见 120—121 页），双腿往后射出并以 Chatvari（见 30 页）着地。

↓ 向上串联体位（Vinyasa up）

（Vinyasa 11—15）完成上述所详细描述的向后翻滚之后，做完这一系列动作，以山式（Samasthitih，见 73 页）结束。

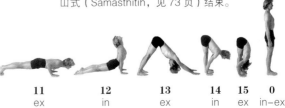

11	12	13	14	15	0
ex	in	ex	in	ex	in-ex

上轮式

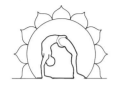

Urdhva Dhanurasana　　Vinyasa：15；花儿：第9；凝视点：鼻尖

Urdhva 意为"向上"，dhanura 表示"弓"。初级序列（Chikitsa）瑜伽的工作主要集中在由前屈体位带来的身体内部的清洁和肌肉／骨骼失衡的矫正。尽管许多人拥有与生俱来的柔韧脊椎，但他们不一定拥有后弯式所需要的内部收束（bandha）控制和腿部力量。然而，如果你已经来到基础系列的结尾部分，你现在应当准备好可以开始了。在这里你仍然需要腿作为根基，但是你的手和腿将以一种崭新的方式运转。现在的重点是伸展和拉长股四头肌，打开腹股沟、腹部以及胸腔，从而伸展身体的前部而不是后部。

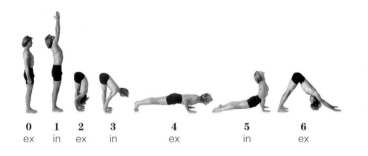

0　**1**　**2**　**3**　　**4**　　**5**　　**6**
ex　in　ex　in　　ex　　in　　ex

← 向下串联体位（Vinyasa down）
（Vinyasa 1—6）做完这一系列动作进入下犬式（见 70 页）。

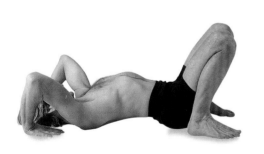

↑ Sapta 7，Astau 8：吸气—呼气
（Vinyasa 7）从下犬式开始，腿跳起穿过手臂至棍杖式（Dandasana）。（Vinyasa 8）呼气，躺下时，检查脊椎是否成一条直线，如山式（Samasthitih）那般直。双脚朝臀部方向内收，启用收束，为向上弯腰做好根基准备。双脚放在臀部外侧并保持平行，双手放在头部两侧的垫子上与肩同宽，手指张开指向后方。

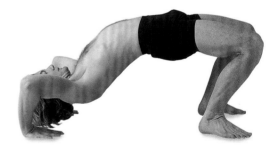

↑ Nava 9：吸气
（Vinyasa 9）臀部放松，下巴朝胸骨方向收缩，手和脚这两个根基以相同的力量往下压，将头部、臀部和肩膀上抬离开垫子。为防止挤压后背，要保持手和脚两个根基间身体重量的平均分配，在臀部上抬的同时上提肩膀离开垫子是极其重要的。

→ Nava 9：吸气—呼气（5次呼吸）

（Vinyasa 9）当身体上抬成弓形时，继续保持臀部的放松。只使用手臂和腿部的力量——不要夹紧臀部，因为这样会限制腹股沟的打开。手掌和脚底以相等的力量往下推，打开胸腔，并放松后颈。注视鼻子凝视点（nasagrai dristi），完全深呼吸5次。

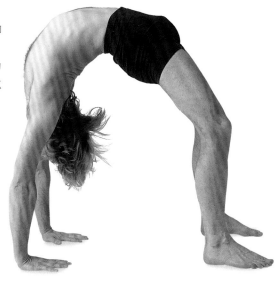

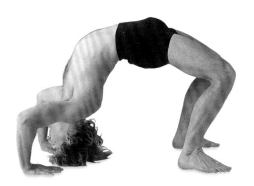

↑ Dasa 10：呼气

呼气，慢慢地把身体放低到头顶上。将身体的一些重量转移到头这个新的根基上，保持3次完全呼吸。如果你的背部柔软易弯曲，就将更多的重量转移到手和头部，再把双脚往里移动一些以便与手靠得更近。

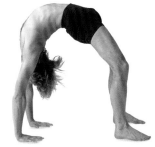
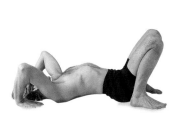

↑ Nava 9，Dasa 10：吸气—呼气

手和脚再以相等的力量往下推，放松颈部和臀部，背部上抬成弓形，再完全深呼吸5次。（Vinyasa 10）呼气，重复3次之后，躺下，手和脚的根基放松，并准备做后翻串联体位（Chakrasana，见120—121页）。

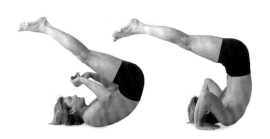

↑ Ekadasa 11–Chakrasana：吸气—呼气

双手放在臀部两侧的垫子上，启用收束，并用由收束控制产生的内部能量将双腿上举离开垫子至空中。向后滚转到后翻串联体位（见120—121页），双腿往后射出并以Chatvari（见30页）着地。

↓ 向上串联体位（Vinyasa up）

（Vinyasa 11—15）完成上述所详细描述的向后翻滚之后，做完这一系列动作，以山式（见73页）结束。

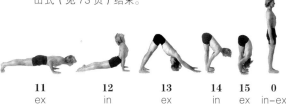

11	12	13	14	15	0
ex	in	ex	in	ex	in-ex

协助后下腰

Urdhva Dhanurasana　　Vinyasa：7；花儿：第6；凝视点：鼻尖

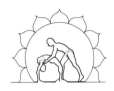

在第一个弯背式系列中，你的手和脚建立了新的根基（见128—129页），并发展了这个体位支撑背部所需要的腿部和手臂的力量和能量。下一个步骤是从站立姿势往后落下至高级上轮式。传统上，帕塔比·乔伊斯大师在印度迈索尔的瑜伽中心（Shala）向他的学生教授这一系列。因此，从有资历的教师那学习这一系列是至关重要的。让别人帮你下腰时需要你对他信任。如果缺乏信任，你将会背部紧张，因而在这个练习上失败。

> **提　示**
>
> 先向前落地会让你的平常思维安静下来，消除你的神经系统对各后下腰的恐惧。

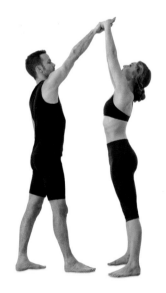
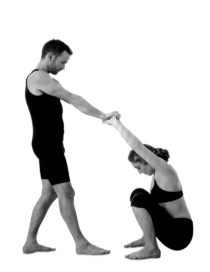
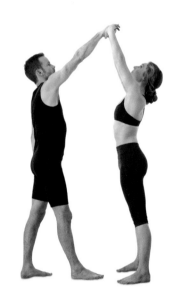

↑ **Ekam 1–Dve 2–Trini 3：** 吸气—呼气—吸气

从山式（Samasthitih）开始，吸气，双脚跳开与胯同宽，并保持平行，十指交叉，手起向上，看手后方，微后弯（Vinyasa 2），呼气，向下看，进入深蹲，让脊背前屈（Vinyasa 3），吸气，腿发力起身到微后弯，注意这个体位序列，为做后下腰而准备练习者的脊椎和神经系统，后下腰对神经系统不是一个自然的位置，所以我们要诱导它准备好后打开。

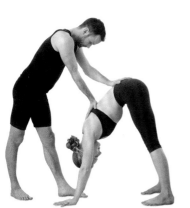

→ Panca 5：吸气

起身，站直站高，用心口带路开始后弯，老师会帮助你提胸。

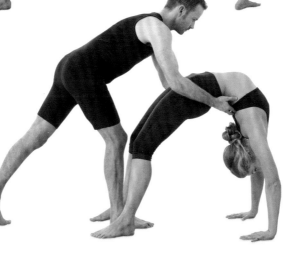

↑ Catvari 4：呼气

（Vinyasa 4）呼气，向前双手推地，让脊柱在肩膀和胯部这两个根基间释放，这个动作准备手和手臂来做后下腰，也向神经系统确认：着陆装置已准备好。

↑ Sat 6：呼气

准备将手下落到地上。脚踝处往前折，胫骨、膝盖和骨盆都带到脚趾之前。自骨盆处拉长脊椎并开始弯成弓形。在老师手中放松时头部往后，一旦垫子出现在视线中，手就从腋窝延伸出来并把手臂伸直。继续往后弯腰直至双手触及垫子。先以手指着地，然后手掌着地。手肘只能充当减震器——不要让它们过于弯曲，因为这样会使身体重量失衡；这样地心引力会让肩膀负荷过重。现在重复步骤5、6和7各3次。

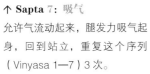

↑ Sapta 7：吸气

允许气流动起来，腿发力吸气起身，回到站立，重复这个序列（Vinyasa 1—7）3次。

← （不计数）吸气—呼气

（10次呼吸）

呼气，带着控制呼气时蹲到坐下并立即折叠成坐立前屈式。老师身体重量的增加将会加强这个运动的重要的反向伸展元素。呼气，还原到 Chatvari（见31页），然后向上串联体位至山式（见73页）。

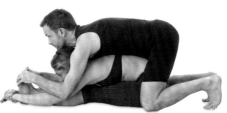

结束系列

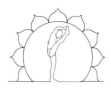

这组体位（asana）被称为"结束系列"，仅仅是因为所有的修炼者都必须以下面的这些姿势结束他们体位的练习。他们必须严格按照这部分介绍的顺序进行训练。尽管大多数人至少能够尝试肩倒立式（见134—137页），我们还是强烈地建议，在先对前面所有的系列达到一定水平之前，你不要只是去尝试这个体位。经过一段时间严格要求的训练，你拥有了正确训练这些系列所需的必要的内在和外在力量。正如练习需要身体和精神上的自律一样，不正确的练习也有可能导致伤痛或疾病。因为前面体位所需要的精确性，我们强烈地向你建议：在由古茹吉，也就是希瑞·帕塔比·乔伊斯大师教学的合格老师指导下学习这些体位。

在这一个练习阶段，身体的支点和方向与站立和坐式的体位比有所改变。在这里，你的身体是倒立的——因此，你身体的全部重量将有已经练好了的5个收束的内在构架之力量：会阴收束、收腹收束、收颌收束、腋窝收束和腹股沟收束。

这一部分体位组成了整个练习的高点。倒立的体位拥有强大的效果；肩倒立式和头倒立式被分别誉为体位之后和体位之王。初级序列（Chikitsa，见19页）瑜伽中的体位，以序列一和序列二为代表，是设计用来排出身体毒素的，然而倒立体位系列用消化火（agni）把毒素消灭。消化火位于腹腔神经丛，所以当身体倒立时，通常往上游走的火焰将会清洁和净化消化器官、直肠和肛门。

为了延年益寿，几千年来人们希望能发现某些外在的神奇药物，以使自己长生不老。然而，瑜伽修炼者却在很早以前就发现这种甘露（被称为 amrita bindu）已经存在，但它不在外面世界的任何地方——它就存在于身体内部。而后真正的挑战是如何保存和储藏这种内在的甘露。

当处于冥想的状态时，瑜伽修炼者懂得了消化了的食物精华可以造血。32小滴血的积聚是有特殊意义的，因为这正好是血转换成元气或生命力所需的确切的数量。在32次这样的转换发生之后，甘露就产生了。瑜伽的修炼者意识到甘露的保存是生命本身一个极重要的组成部分，如果没有它，就只剩下死亡。

顶轮（Sahasrara Chakra）位于头顶最高处，是第七个并且最重要的能量中心。在我们传统的直立站位中，消化火消耗了从顶轮中自然下落的一些甘露。保存并储藏这个给予生命的甘露的关键是身体倒立，启用收束（bandha）并进行正确的乌佳依喉呼吸（ujjayi）。

下一页：为保存我们至关重要的生命力，练习肩倒立式（Salamba Sarvangasana）这个体位会净化我们的心脏、肺部以及身体的其他各个部分。

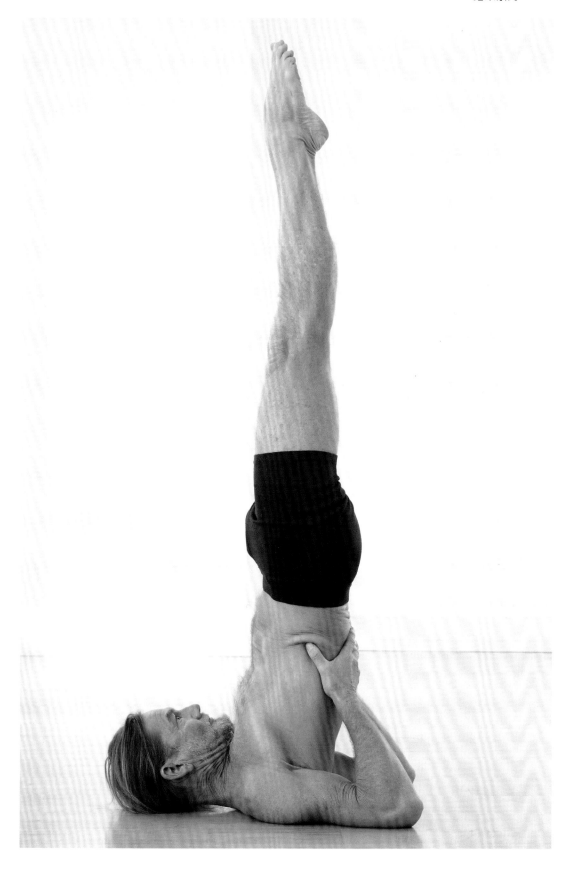

肩倒立式

Salamba Sarvangasana　Vinyasa：13；花儿：第8；凝视点：鼻尖

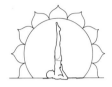

Sa 意为"所有"，alamba 意为"有支撑的"，sarvanga 表示"所有的肢体"。每一个肩倒立和变化式都有一个完全的进入和退出的串联体位，现在普通的现象是把肩倒立和其变化式组合起来作为一个系列来展示。在以下的变化式中是传统的计数，体位不会一一展示，每个序列从 Sapta（Vinyasa 7）开始。

遵循练习规则非常重要——以拜日式（Surya Namaskara）开始，继续进行你正在学习的系列，然后以这些体位（asana）结束。这些顺序是不可更改的：肩倒立式（Sarvangasana）、犁式（Halasana）、身腿结合犁式（Karnapidasana）、上莲花式（Urdhva Padmasana）、胎儿式（Pindasana）、鱼式（Matsyasana），最后是拱背伸腿式（Uttanapadasana）。

注　意

一旦你已经完成了这些体位，就只练习头倒立式（Shirhsasana）和莲花式（Padmasana）。在你已经完成结束动作之后再去练习其他体位是没有益处的。

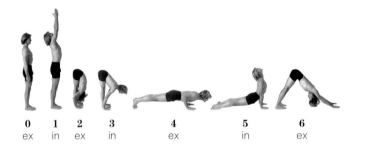

0 **1** **2** **3** **4** **5** **6**
ex　in　ex　in　　ex　　in　ex

← 向下串联体位（Vinyasa down）
（Vinyasa 1—6）做完这一系列动作进入下犬式（见 70 页）。

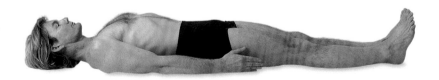

↑ Sapta 7：吸气—呼气
（Vinyasa 7）从下犬式开始，吸气，跳起的双脚穿过手臂至棍杖式（Dandasana）。呼气，躺下时，检查脊椎是否成一条直线，就如山式（Samasthitih，见 116 页）。收腹，启用收束（bandha）。调整呼吸，平稳地完全深呼吸 5 次，注视鼻子凝视点（nasagrai dristi）。

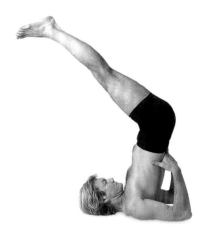

↑ Astau 8：吸气

（Vinyasa 8）往内转动手臂以把双手平放在大腿外侧的垫子上。然后，利用由收束产生的内部能量上抬伸直的双腿离开垫子至空中，通过双腿引导内部能量上提，加上手臂的推力，上抬臀部和背部离开垫子。现在，弯曲手臂，把手放在腰上以支撑背部。

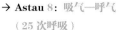

→ Astau 8：吸气—呼气
（25 次呼吸）

（Vinyasa 8）继续上提双腿直到臀部和背部垂直地面，身体的全部重量直接由肩膀支撑。在肩倒立式中，你要完全倒立——从颈部到脚趾尖。手臂仅仅用来支撑；真正的上提必须来自身体内部和收束控制。胸骨向上找下巴，注视鼻尖凝视点，完全深呼吸 25 次。

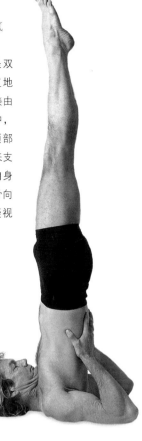

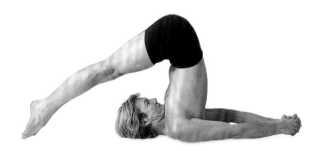

↑ Astau 8：呼气—吸气
（10 次呼吸）

（Vinyasa 8）呼气，移动到犁式，保持收束控制。保持胸骨和耻骨之间的长度，以胯部为轴放低伸直的双腿，并将双脚经过头部放至地面上。手从腰部放开，伸直手臂，手指在背后互锁，把手放在地板上。脚趾绷起并往上拉膝盖骨和大腿，双腿保持活跃。意识继续集中于鼻尖凝视点，完全深呼吸10 次。

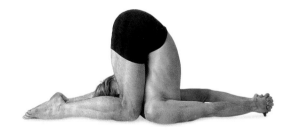

↑ Astau 8：呼气—吸气（10 次呼吸）

（Vinyasa 8）呼气，移动到身腿结合犁式，膝盖压在耳朵上，放松会阴收束（肛门），但是继续运用收腹收束（下腹）。保持耻骨和胸骨之间的长度，屈腿。双膝分开放在地上并触及肩膀。膝盖压着耳朵，双脚合拢。注视鼻尖凝视点，完全深呼吸 10 次。

→ **Astau 8：** 吸气

（Vinyasa 8）还原到肩倒立式，打开手指，再把手放在腰上支撑背部。

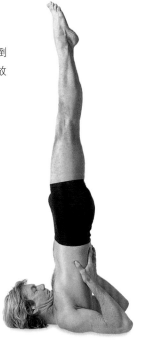

↓ **Nava 9：** 呼气

（Vinyasa 9）移动到上莲花式。再启用会阴收束并保持身体的平衡。从肩倒立式起，向下折叠双腿至上莲花式。如果你要用手才能做到这一点，就一只手保持平衡时另一只用来放腿，一次帮助一条腿，进入莲花式。

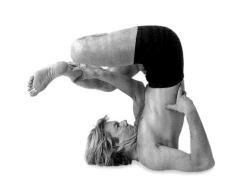

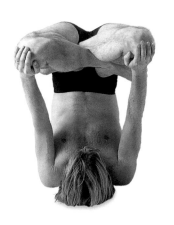

↑ **Nava 9：** 呼气—吸气（10 次呼吸）

（Vinyasa 9）在上莲花式中时，吸气，确保收束的控制，把手从对背部的支撑中放开，手放在膝盖上保持平衡，伸直双臂支撑莲花式，双腿和背部之间成 90 度角。完全启用会阴收束和收腹收束，继续注视鼻尖凝视点，完全深呼吸 10 次。

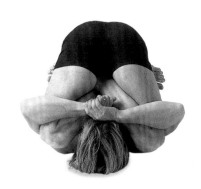

↑ **Nava 9：** 呼气（10 次呼吸）

（Vinyasa 9）呼气，转移到胎儿式。手从膝盖上放开，慢慢地把莲花式往下移，膝盖放在头的两侧。手臂缠绕大腿以捆绑莲花式。手指或手腕互相紧紧地抓住，完全以头和肩膀的后侧保持平衡。继续注视鼻尖凝视点，完全深呼吸 10 次。

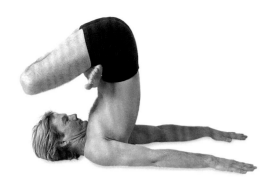

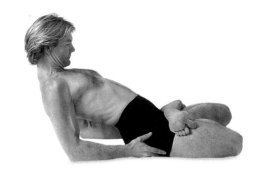

↑（不计数）呼气

放松捆绑，手臂再次放在背部之后，把手放在垫子的两侧。伸直手臂，手指紧压垫子。启用收束，保持头部和地面接触。现在，利用腹部的力量和手臂的下压，慢慢地一次一根脊椎骨放低背部至垫子上。

↑ Astau 8：吸气

（Vinyasa 8）移动到鱼式，抓住臀部的两侧，启用收束，手肘下压背部上抬离开垫子。耻骨朝地面转动，拉长腹部，胸部上提，背部向上弯成弓形。注视肚脐。

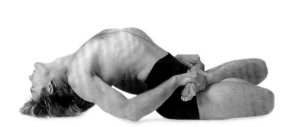

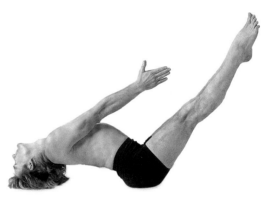

↑ Astau 8：呼气—吸气（10 次呼吸）

（Vinyasa 8）继续呼气，背部完全弯曲成拱形，头顶放在垫子上。手从臀部上放开，手肘放松，双手抓双脚并把膝盖压在地面上。注视第三眼凝视点（broomadhya dristi），完全深呼吸 10 次。

↑ Astau 8：吸气（10 次呼吸）

（Vinyasa 8）移动到拱背伸腿式。保持上半身背部的拱形，慢慢地把腿从莲花式中放松。双腿不要触地，伸直并向上伸展，上抬双腿如船式（Navasana，见 102—103 页）。双手手掌合拢，伸直手臂，手指指向双脚。注视鼻尖凝视点，完全深呼吸 10 次。

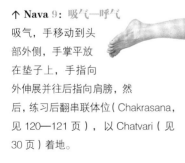

↑ Nava 9：吸气—呼气

吸气，手移动到头部外侧，手掌平放在垫子上，手指向外伸展并往后指向肩膀，然后，练习后翻串联体位（Chakrasana，见 120—121 页），以 Chatvari（见 30 页）着地。

↓ 向上串联体位（Vinyasa up）

（Vinyasa 9—13）完成后翻串联体位之后，完成这一系列动作，以山式（Samasthitih，见 73 页）结束。

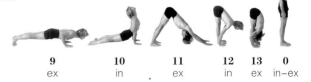

| 9 | 10 | 11 | 12 | 13 | 0 |
| ex | in | ex | in | ex | in-ex |

头倒立式

Salamba Shirhsasana　Vinyasa：13；花儿：第 8；凝视点：鼻尖

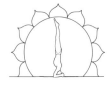

Sa 意为"所有"，alamba 意为"有支撑的"，Shirhsa 的意思是"头"，如果头倒立式得到正确的练习，它产生的功效是所有的体位（asana）之首。在这里你完全倒立，仅仅用手臂、肩膀以及收束（bandha）支撑整个身体，没有任何重量压在头上。通过对头倒立式的正确练习，大脑和器官中细微的经络/能量通道（nadis）由大量的血液流动而得到净化。赋予生命的重要甘露（amrita hindu，见 132 页）也得到保存。

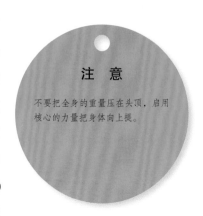

注　意

不要把全身的重量压在头顶，启用核心的力量把身体向上提。

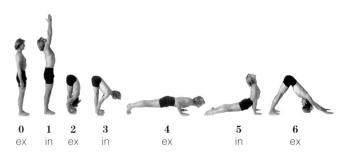

0	1	2	3	4	5	6
ex	in	ex	in	ex	in	ex

← 向下串联体位（Vinyasa down）
（Vinyasa 1—6）做完这一系列动作进入下犬式（见 70 页）。

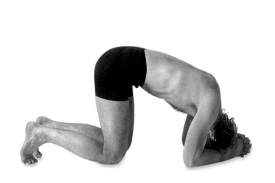

↑ Sapta 7：吸气
（Vinyasa 7）从下犬式开始，脚趾下压，膝盖跪在垫子上，手肘放低至垫子上，手指交叉，前臂形成一个三角形的底部。肩膀向前置于手的上面，前臂下压身体从肩关节处上提出来。现在，把头轻轻地放在手腕的上部，并轻轻地和大拇指根部对推。

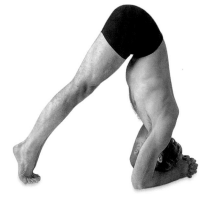

↑ Sapta 7：呼气
前臂和手肘用力下压，肩关节上提，伸直双腿。你可能需要走动，脚趾向面部靠近一点，从而正确地把臀部移在肩膀的正上方。继续把头向后推来启动整个脊椎。收腹，并进行收束控制。在这时，你的肩膀不能下塌，也不能在头上施加任何重量。

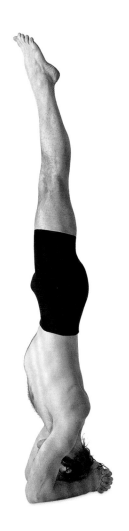

← Astau 8：吸气—呼气（25 次呼吸）

（Vinyasa 8）脚趾朝面部走动一点，直至臀部超过肩膀直线。此时臀部收紧使双腿保持平衡。继续使用收束，往上拉膝盖骨和大腿，前臂用力压在垫子上，吸气，双腿往上悬浮在空中，当它们垂直于地面时，脚趾翘起，下面的肋骨收缩，完全启用收束。注视鼻尖凝视点（nasagrai dristi），完全深呼吸 25 次。

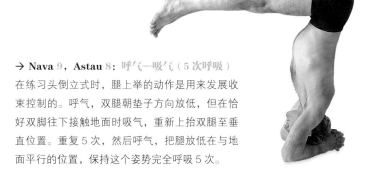

→ Nava 9，Astau 8：呼气—吸气（5 次呼吸）

在练习头倒立式时，腿上举的动作是用来发展收束控制的。呼气，双腿朝垫子方向放低，但在恰好双脚往下接触地面时吸气，重新上抬双腿至垂直位置。重复 5 次，然后呼气，把腿放低在与地面平行的位置，保持这个姿势完全呼吸 5 次。

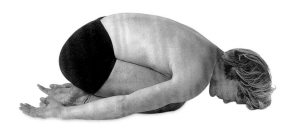

← Nava 9：呼气—吸气

呼气，慢慢地放低双腿至地面上。屈膝，双脚放平坐在脚跟上。松开双手放在臀部的两旁，上抬前额放在垫子上，这是婴儿式。保持这个姿势呼吸 2 分钟。

→ 向上串联体位（Vinyasa up）

（Vinyasa 9—13）用婴儿式休息 2 分钟之后，完成这一系列动作，以山式（Samasthitih，见 73 页）结束。

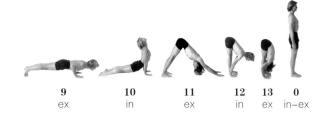

9	10	11	12	13	0
ex	in	ex	in	ex	in-ex

让水平静下来

Padmasana　　Vinyasa：14；花儿：第 8 & 9；凝视点：鼻尖

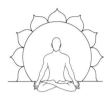

Padma 解释为"莲花"。这个莲花式系列，由五个变化式组成，是编织在"呼吸之线"上的最后一个体位。莲花高高屹立在水面，象征着思绪的平静和内在的安宁。最后的瑜伽封笺（Yoga Mudra）封闭能量并刺激深层次的清洁；莲花式调节呼吸，平静思想；上提式（Uth Pluthi）平衡这个练习。

注　意

莲花式是经典的冥想体位，其他所有的瑜伽姿势除了各自的益处之外，都是设计用来为身体舒适地进入这个体位而做的准备。

　　遵循这最后一个系列的顺序来结束阿斯汤伽瑜伽的练习：闭莲式（Baddha Padmasana）、瑜伽封笺、支撑的拱形（Panmasana）、莲花式和上提式。

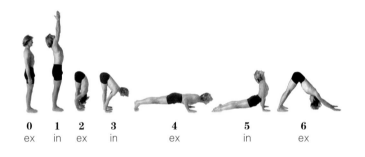

0	**1**	**2**	**3**	**4**	**5**	**6**
ex	in	ex	in	ex	in	ex

← 向下串联体位（Vinyasa down）

（Vinyasa 1—6）做完这一系列动作进入下犬式（见 70 页）。

← Sapta 7：Astau 8：
吸气—呼气（10 次呼吸）

（Vinyasa 7）从下犬式起，吸气，跳跃到棍杖式（Dandasana），坐直，呼气。

（Vinyasa 8）吸气，双腿弯曲至莲花式（通常首先往里弯右脚）。呼气，完成闭莲式：左臂绕到背后伸展并抓住左脚脚趾，右臂重复这个动作抓住右脚脚趾。收腹，脊椎伸直。注视鼻尖凝视点(nasagrai dristi)，完全深呼吸 10 次。

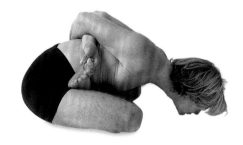

↑ Nava 9：呼气—吸气（10 次呼吸）

（Vinyasa 9—瑜伽封笺）呼气，脚跟往下腹里压，慢慢地向前折叠身躯至脚跟上，下巴贴在垫子上。保持坐骨接触地面，收腹，胸骨向前伸展。注视第三眼凝视点（broomadhya dristi），完全深呼吸 10 次。

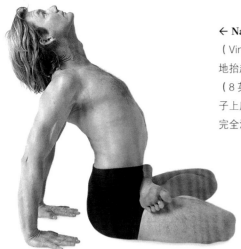

← Nava 9：呼气—吸气（10 次呼吸）

（Vinyasa 9）Dasa 10 吸气，双手继续抓住脚趾，慢慢地抬起头部并坐直，松开双手放在臀部后边大约 20 厘米（8 英寸）的垫子上，与肩同宽。膝盖、臀部和手往垫子上压。往后完成弓形并打开胸腔。注视第三眼凝视点，完全深呼吸 10 次。

→ Astau 8：呼气—吸气（25 次呼吸）

（Vinyasa 8—莲花式）吸气，松开双手坐直，双手放在膝盖上，双手的拇指和食指相连，其余的手指伸直。收腹，向上拉长脊椎，不要张开肋骨，下巴轻轻地往下收至胸骨。注视鼻尖凝视点，完全深呼吸 25 次。

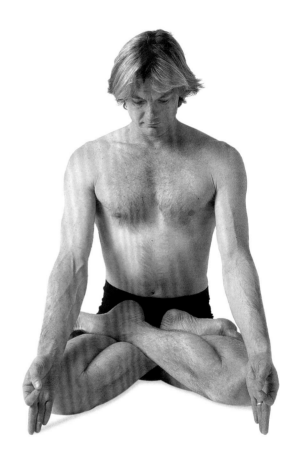

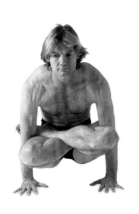

↑ Nava 9：吸气—呼气（25 次呼吸）

（Vinyasa 9—上提式）呼气，双手放在大腿外侧的垫子上，内收收束（bandha）。膝盖朝胸腔方向上提，手掌下压，吸气，身体上抬离开垫子。手臂伸直，注视凝视点，完全深呼吸 25 次。

↓ 向上串联体位（Vinyasa up）

（Vinyasa 10—14）完成这一系列动作，以山式（Samasthitih，见 73 页）结束。然后躺下，盖上毯子休息。

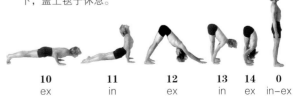

10	11	12	13	14	0
ex	in	ex	in	ex	in-ex

卷尾祷语

Om
Swasthi-praja bhyah pari pala yantam
Nya-yena margena mahi-mahishaha
Go-bramanebhyaha-shuhamastu-niyam
Lokaa-samastha sukhino-bhavanthu
Om

Om
愿所有人都成为完美人性
愿管理者——国王、王后、总理，等等，用爱和诚信来管理，保护所有
神圣之物和"生命"，让众生能安全、幸福、成功
Om

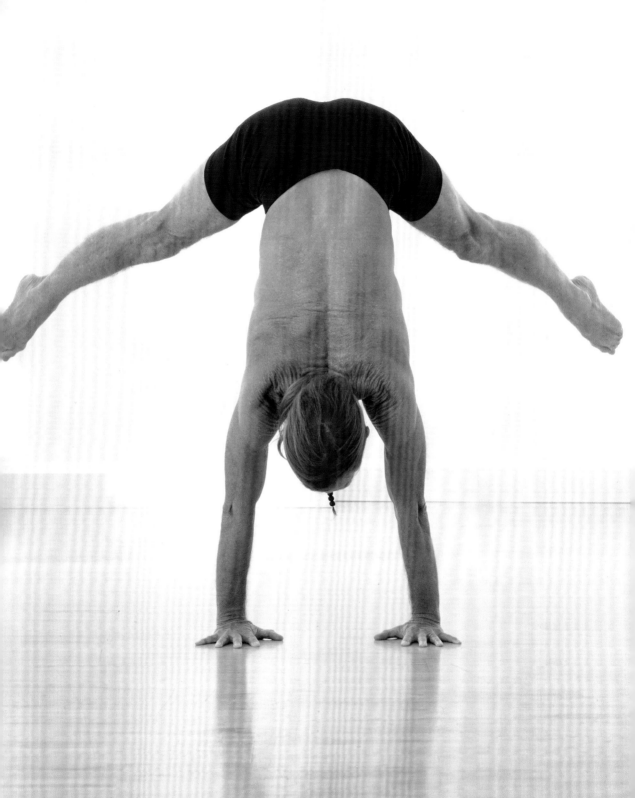

Resources

If you are interested in furthering your study of Ashtanga Yoga, you should make contact with any of the following individuals or institutions.

500 LEVEL TEACHERS
see JohnScottYoga.com

Debbie Blunden, UK
Beata Darowska, POLAND
Deena Davis, UK
Andy Gill, UK
Rachel Howlett, UK
Sandra Howling, UK
Scott Johnson, UK
Vayu Jung, SOUTH KOREA
Dorothy Loh-Watts, HK
Duangta Manomas, CHINA
Helen McCabe, UK
Narmin Mohammadi, UK
Kia Naddermier, FRANCE
Jock Orton, UK
Tobias Palm, NORWAY
Anne Rasmussen, DENMARK
Brigid Swanson, UK
Roee Weiss, ISRAEL
Josefin Wikström, SWEDEN
Pamela Young, UK
Shi Wenming, CHINA
Zhang Hengfeng, CHINA
Xiang Donghai, CHINA

AUSTRALIA
Eileen Hall
The Yoga Moves
White City
30 Alma St
Paddington, NSW
www.yogamoves.com.au

Dena & Jack Kingsburg
PO Box 1443
Byron Bay
NSW 2481
www.dena.net.au

Graeme & Leonie Northfield
PO Box 349
Bowraville, NSW
ashtangayogachikitsa.com

CHINA
Fine Yoga
www.fineyoga.com
info@fineyoga.com

GREECE
Radha Warrell & Pierre Seghir
Yoga Plus
Agios Pavlos, Crete
yogaplus.co.uk

INDIA
Sharath Jois, Director
Shri K Pattabhi Jois Ashtanga
Yoga Institute
#235 8th Cross, 3rd Stage
Gokulam
Mysore, 570002,

Karnataka
+91 988-0185-500
shala@kpjayi.org
kpjayi.org

ITALY
Lino Miele
Ashtanga Yoga Research Institute
Via Annia 54
Rome 00179
+39 067 0497 980
linomiele.com

POLAND
John Scott
Warsaw
JohnScottYoga.com

UNITED KINGDOM
EcoYoga Centre
Inverliever Lodge
Ford, Argyll PA31 8RH
Scotland
www.ecoyoga.org

Hamish Hendry
Ashtanga Yoga London
Dharma Shala
92–94 Drummond St
London NW1 2HN
+44 (0) 7747 824178
astangayogalondon.com

Gingi Lee
The Shala
1 Chestnut Rd
West Norwood
London SE27 9EZ
www.theshalalondon.com

Lucy Scott
Blue Water Barn
Trereise, Penzance
TR20 8TJ
lucycrawfordyoga.com

UNITED STATES
OF AMERICA
Maty Ezraty
matyezraty.com

Richard Freeman
The Yoga Workshop

2020 21st Street
Boulder
CO 80302
admin@yogaworkshop.com
yogaworkshop.com

Sharon Gannon &
David Life
Jivamukti Yoga School, NY
841 Broadway 2nd floor
New York
NY 10003
jivamuktiyoga.com

Chuck Miller
Honokaa, Hawaii
www.sama-ashtanga.org

Tim Miller
Ashtanga Yoga Center
Forum Shopping Center
1905 Calle Barcelona Suite #218
Carlsbad CA 92009
(760) 632-7093
ashtangayogacenter.com

Further reading

Jois, Shri K Pattabhi,
Yoga Mala,
Patanjali Yoga Shala
New York, 2000

Deiskachar, TKV (with
Cravens, RH), *Yoga and*
the Living Tradition of
Krishnamacharya,
Aperture Foundation
Hong Kong, 1998

Feurstein, Georg, *The Yoga*
Tradition, Its History,
Literature, Philosophy and
Practice, Hohm Press, Arizona,
1998

Keil, David, *Functional Anatomy*
of Yoga: A Guide for
Practitioners and Teachers
Lotus Publishing, 2014

Miele, Lino, *Astanga Yoga*,
Lino Miele, Rome, 1999

Millman, Dan, *The Way of the*
Peaceful Warrior: A Book
that Changes Lives, H J Kramer,
USA, 1985

Roach, Geshe Michael, *How*
Yoga Works, Diamond Cutter
Press, 2007

Swenson, David, *Ashtanga Yoga*
The Practice Manual
Yoga Production, Texas, 1999

Bach, Richard, *Jonathan*
Livingstone Seagull: A Story,
Harper Thorsons, 2015

感　谢

　　我希望感谢下面这些人，在本书的编撰过程中给予的支持和鼓励。

　　首先最要感谢的是我亲爱的上师 Guruji, Shri K PattabhiJois，虽然他已经过世，还是要感谢他所有的智慧及他愿意分享的意愿，以及他倾尽毕生在阿斯汤伽瑜伽的教育和保存中，没有这些，我一生的事业将无所依附。他的精髓和智慧仍然超越一切语言滋养着我的精神。

　　还要感谢 Lucy Crawford-Scott，她给的爱的支持，她补充的知识、写作的技巧，还有我们为了尽早地赶上截稿日期共同度过的时光。

　　感谢 Sharath，多年来对于阿斯汤伽瑜伽练习和教育倾尽全力，感谢他所有的调整及对我的启发。还有 Derek Ireland，作为我的启蒙老师，要感谢很多很多。

　　感谢 Hamish Hendry，他的爱、友谊和真诚的意见，还有他把梵文名称翻译过来。

　　还有，感谢他替我把这本书的初版亲手献给上师。

　　非常感谢 Eddie Stern，他的友谊、爱、智慧、指引，还有每当需要他帮助的时候，他都会不吝赐教。我还要感谢 Gingi Lee 提供了上师的照片，他的爱、友谊和好意，还有允许我们拍摄了一节在 Sangam 瑜伽中心正在进行的课程。

　　感谢 Kristina Karitinos-Ireland，她给予的力量、爱以及继续 Derek 的事业，还有她慷慨地提供 Derek Ireland 的照片。

　　感谢 Tom Sewall 拍摄了这样一张有特色的上师的照片，还允许我使用这张照片。感谢 Joseph Dunham 给予的时间和智慧，来担任我的政治顾问。还要感谢 Tony Rutland 的仁慈的心、大方、时间和耐心，还有他的正直以及跟我分享他法律方面的知识。

　　我还想表达我对于学生们的感激之情，让我有机会来探索这一方法和练习，还有也教会了我很多。

　　我还要感谢摄影模特们，Lucy Crawford-Scott、BumniDaramola、Scott Johnson、Ella McCabe Barton、Julia Scott，当然还有摄影师 Colin Bowing、Paul Forrester 和 Ruth Jenkinson，感谢他们的努力、练习、对于细节的专注，以及他们在拍摄期间的幽默感。

　　我还要特别感谢我的编辑 Jonathan Hilton 和图片设计 Peggy Sadler，为他们学习的意愿还有毫不松懈的耐心。还有他们配合我的时间，让我灵活地讲解。

作者简介

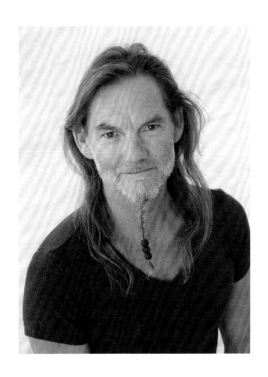

　　JOHN SCOTT 是于 1995 年被上师 Shri K Pattabhi Jois 授权教授阿斯汤伽瑜伽的，从那以后他就开始全球开展广受美誉的工作坊和教师培训。自 1987 年由他的启蒙老师 Derek Ireland 介绍了上师的串联"计数方法"，John 努力传承这些经文或者教学方法，以正统的却不乏趣味的本质的方式，同时加入他自己对于上师智慧的语句——"练习，一切随之而来"以及"一切就是神"的理解。

　　在多次造访印度迈索尔之后，John 继续着对于 Jois 的阿斯汤伽瑜伽的终身的研究、学习和练习。他还培养了一个社群，收集他全球认可的初级序列练习的图像，并发布了他自己的阿斯汤伽 DVD，这也被 Lino Miele 的阿斯汤伽瑜伽的书籍所收入。

　　有着超过 30 年持续的练习，John 游历全球分享给学生他的钻研及独特而又新颖的视角，来帮助他们提升培训，使超越身体层面的动作达到一个专注的动态的冥想，同时也激励他们开启自我学习的旅程，去发现练习对于他们而言的真正意义。

译者简介

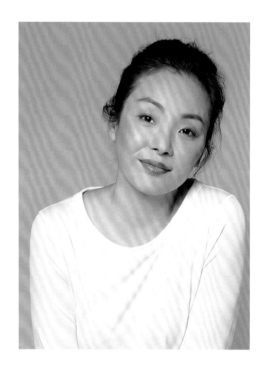

饶秋玉，中国瑜伽行业领军人物。

2000 年开始练习哈他瑜伽，连续 6 年到印度学习，师从 Pattabhi Jois 大师（阿斯汤伽瑜伽创始人），成为早期练习二级的中国人之一，也是被阿努萨拉瑜伽授权的中国（大陆）教练。

2002 年创立梵音瑜伽（Fine Yoga）。十六年来，梵音瑜伽已在北京、上海、深圳、杭州、成都等一线城市开设直营场馆近 50 所，建立了 66000 平方米、全亚洲超大规模的瑜伽学校，培养了超过 40000 名瑜伽教练和超过 30000 名瑜伽会员，成为中国瑜伽行业的领军企业。

饶秋玉善于学习，不断精进，是中国练习、教学瑜伽时间较长的教练之一。她带领梵音瑜伽教学团队快速成长，并以国际视野聘请全球著名瑜伽大师来馆教学，让梵音瑜伽的教学达到优质水准。她的课堂细致、深刻，同时具备趣味性，她用对瑜伽的热爱和生活的体悟让课堂充满灵动风采；用孜孜不倦的教学热情和人格魅力引领很多向往瑜伽的人踏入瑜伽之门，学生遍布全球。饶秋玉以发展中国瑜伽、传承和发扬瑜伽精神与智慧为使命，不断前行。